中西医结合执业助理医师资格考试实践技能押题秘卷

阿虎医考研究组　编

请沿书脊撕开使用
具体见使用说明

中国中医药出版社
·北　京·

图书在版编目（CIP）数据

中西医结合执业助理医师资格考试实践技能押题秘卷/阿虎医考研究组编. —北京：中国中医药出版社，2018.12
执业医师资格考试通关系列
ISBN 978-7-5132-5266-9

Ⅰ.①中… Ⅱ.①阿… Ⅲ.①中医师-资格考试-习题集 Ⅳ.①R2-44
中国版本图书馆 CIP 数据核字（2018）第 234488 号

中国中医药出版社出版

北京市朝阳区北三环东路 28 号易亨大厦 16 层
邮政编码　100013
传真　010-64405750
河北省武强县画业有限责任公司印刷
各地新华书店经销

开本 787×1092　1/32　印张 9.25　字数 194 千字
2018 年 12 月第 1 版　2018 年 12 月第 1 次印刷
书号　ISBN 978-7-5132-5266-9
定价　48.00 元
网址　www.cptcm.com

答疑热线　010-86464504
购书热线　010-89535836
维权打假　010-64405753

微信服务号　zgzyycbs
微商城网址　https://kdt.im/LIdUGr
官方微博　http://e.weibo.com/cptcm
天猫旗舰店网址　https://zgzyycbs.tmall.com

如有印装质量问题请与本社出版部联系(010-64405510)
版权专有　侵权必究

使用说明

中西医结合执业助理医师资格考试实践技能考试现场为题卡随机抽题,本书为真实再现考试实景,设计为题卡形式。考生复习时,可根据考试的抽题方式随机抽取三站试题,自行组成一份完整试卷。每张题卡正面为考题,背面为参考答案和评分标准,考生可据此判分,对自我水平进行实测备战。抽题方式如下:

◆**第一站** 考试内容为病案(例)分析,考试方法为纸笔作答,在60分钟内完成2题,其中1题从中西医结合内科学中选择,在本书中为病案(例)摘要1~18题;另1题从中西医结合外科学、中西医结合妇产科学或中西医结合儿科学中选择,在本书中为病案(例)摘要19~36题。

◆**第二站** 考试内容为基本操作,考试方法为实际操作,在15分钟内完成4题。其中第一部分为中医技术操作,有三种类型的试题,考试时从三种试题中抽选一种,考1题;第二部分为体格检查,考2题;第三部分为西医基本操作,考1题。

◆**第三站** 考试内容为临床答辩,考试方法为口述,在15分钟内完成4题。其中第一部分为中医问诊答辩，考1题；第二部分为中医答辩，有四种类型的试题，考试时从四种试题中抽选一种，考1题；第三部分为西医答辩，考1题；第四部分为临床判读，有三种类型的试题，考试时从三种试题中抽选一种，考1题。

　　本书所收考题皆为近几年真卷中归纳出的高频考点，考生记熟即可掌握大部分重要考点，事半功倍，顺利通过考试。

目　　录

第一站　病案（例）分析 ……………………………………………………………（1）

第二站　基本操作 ………………………………………………………………………（75）
　第一部分　中医技术操作 ……………………………………………………………（75）
　　一、针灸常用腧穴 ……………………………………………………………………（75）
　　二、针灸临床技术操作 ………………………………………………………………（89）
　　三、中医望、闻、切诊技术的操作 …………………………………………………（103）
　第二部分　体格检查 …………………………………………………………………（117）
　第三部分　西医基本操作 ……………………………………………………………（145）

第三站 临床答辩 ……………………………………………………………… (161)

第一部分 中医问诊答辩 ………………………………………………… (161)
第二部分 中医答辩 ……………………………………………………… (187)
  一、疾病的辨证施治 …………………………………………………… (187)
  二、针灸常用腧穴主治 ………………………………………………… (199)
  三、针灸异常情况处理 ………………………………………………… (213)
  四、常见急症的针灸治疗 ……………………………………………… (223)
第三部分 西医答辩 ……………………………………………………… (235)
第四部分 临床判读 ……………………………………………………… (253)
  一、心电图 ……………………………………………………………… (253)
  二、X 线片 ……………………………………………………………… (265)
  三、实验室检查 ………………………………………………………… (275)

第一站 病案(例)分析

本站所占分值为技能考试中最高的部分,共2道试题,每题20分,共40分。考试涉及的知识点主要是中西医结合内科学、中西医结合外科学、中西医结合妇产科学及中西医结合儿科学的内容。要求考生在60分钟内完成,包含中西医结合内科学1题,中西医结合外科学或中西医结合妇产科学或中西医结合儿科学1题。

病案(例)摘要1：

周某，男，53岁，已婚，经理。2017年3月11日初诊。

患者5年前因活动后出现心悸、气促就诊，超声心动图检查提示扩张型心肌病，未正规治疗。2年来呼吸困难逐渐加重，双下肢凹陷性水肿。近2周来出现稍动辄喘，夜间喘息不得平卧，心悸，食欲减退，畏寒肢冷，腹胀，尿少，下肢浮肿。

查体：T：36.8℃，P：120次/分，R：28次/分，BP：120/70mmHg。口唇青紫，半卧位。颈静脉怒张，两肺底可闻及湿啰音，心浊音界向两侧扩大，以向左下扩大为主，心率120次/分，律齐，可闻及第三心音奔马律；腹软，肝肋下3cm，剑突下5cm，表面光滑，轻触痛，肝颈静脉回流征阳性，下肢凹陷性水肿。舌暗淡，舌苔白滑，脉细弱数。

辅助检查：NT-pro BNP 1250 pg/mL；胸部X线片示：心影普大型，肺淤血，两侧胸腔积液。超声心动图示：左心室扩大，室壁变薄，左心室普遍收缩功能减弱，LVEF 30%。

要求：根据上述摘要，在答题卡上完成书面分析。

【参考答案】

中医疾病诊断（2分）：喘证。

中医证候诊断（2分）：阳虚饮停证。

西医诊断（2分）：心力衰竭（慢性心力衰竭）。

西医诊断依据（4分）：①活动后出现心悸、气促，超声心动图检查提示扩张型心肌病。②呼吸困难，双下肢凹陷性水肿。③颈静脉怒张，两肺底可闻及湿啰音，心浊音界向两侧扩大，以向左下扩大为主，心率增快，可闻及第三心音奔马律；腹软，肝肋下3cm，剑突下5cm，表面光滑，轻触痛，肝颈静脉回流征阳性，下肢凹陷性水肿。④NT-pro BNP 1250 pg/mL；胸部X线片示心影普大型，肺淤血，两侧胸腔积液。超声心动图示左心室扩大，室壁变薄，左心室普遍收缩功能减弱，LVEF 30%。

中医治法（2分）：益气温阳，蠲饮平喘。

方剂（2分）：真武汤加减。

药物组成、剂量及煎服法（2分）：茯苓9g，芍药9g，白术6g，生姜9g，附子9g（先煎）。三剂，水煎服。日一剂，早晚分服。

西医治疗原则及方法（4分）：①一般治疗：注意休息；密切观察病情演变及定期随访等。②药物治疗：抑制神经内分泌激活（血管紧张素转换酶抑制剂）、改善血流动力学（袢利尿剂）。③非药物治疗：心脏再同步化治疗、埋藏式心律转复除颤器、手术治疗。

病案(例)摘要2：

李某，女，13岁，学生。2015年2月28日初诊。

患者一直饮食量少、偏食，近2个月来感神疲乏力，头晕，恶心呕吐，食少便溏，爪甲无泽，面色萎黄，口唇色淡，遂来就诊。

查体：T：36.5℃，BP：90/65mmHg。贫血貌，心率88次/分，律齐，未及心脏杂音，两肺听诊（-），肝脾无肿大。舌质淡，苔薄白，脉细弱。

辅助检查：血常规：白细胞 8.2×10^{9}/L，红细胞 3.5×10^{12}/L，血红蛋白80g/L，红细胞平均血红蛋白量（MCH）25pg，红细胞平均血红蛋白浓度（MCHC）24%，红细胞平均体积（MCV）70fL。血清铁7.5μmol/L，总铁结合力70.5μmol/L，血清铁蛋白10μg/L，转铁蛋白饱和度12%。

要求：根据上述摘要，在答题卡上完成书面分析。

【参考答案】

中医疾病诊断（2分）：虚劳。

中医证候诊断（2分）：脾胃虚弱证。

西医诊断（2分）：缺铁性贫血。

西医诊断依据（4分）：①患者饮食量少、偏食，神疲乏力，头晕，恶心呕吐，食少便溏，爪甲无泽。②低血压，贫血貌。心脏听诊未及心脏杂音，两肺听诊（-），肝脾无肿大。③血常规：白细胞总数、红细胞计数正常。血红蛋白80g/L，MCH 25pg，MCHC 24%，MCV 70fL。血清铁7.5μmol/L，总铁结合力70.5μmol/L，血清铁蛋白10μg/L，转铁蛋白饱和度12%。

中医治法（2分）：健脾和胃，益气养血。

方剂（2分）：香砂六君子汤合当归补血汤加减。

药物组成、剂量及煎服法（2分）：人参3g，白术6g，甘草2g，茯苓6g，陈皮2.5g，半夏3g，砂仁2.5g（后下），木香2g，生姜6g，黄芪30g，当归6g。三剂，水煎服。日一剂，早晚分服。

西医治疗原则及方法（4分）：①病因治疗：防治寄生虫、驱除钩虫；积极治疗慢性失血；积极治疗慢性胃肠疾病；改变偏食习惯。②铁剂治疗：口服铁剂（硫酸亚铁片、多糖铁复合物、富马酸亚铁片）。③辅助治疗：输血或输入红细胞；加用维生素E；补充高蛋白及含铁丰富的饮食。

病案(例)摘要3：

梁某，女，38岁，已婚，工人。2016年5月28日初诊。

患者于1年前无明显诱因自觉体力下降，曾于某医院检查后诊断为贫血（具体诊断不详），近日乏力加重，今晨出现齿衄、鼻衄，遂来初诊。现症：面色苍白，唇甲色淡，心悸乏力，头晕耳鸣，手足心热，腰膝酸软，畏寒肢冷。

查体：T：37.0℃，P：108次/分，R：21次/分，BP：110/70mmHg。面色苍白，两颧潮红，眼结膜苍白，唇淡，肝脾未及，下肢不肿。舌质淡，苔薄白，脉细数无力。

辅助检查：血常规：白细胞 3.05×10^9/L，血红蛋白 56g/L，红细胞 1.68×10^{12}/L，血小板 23×10^9/L，平均红细胞体积（MCV）85fL，网织红细胞计数 0.15%。骨髓象：骨髓增生重度减低。粒细、红系、巨核系三系减少。

要求：根据上述摘要，在答题卡上完成书面分析。

【参考答案】

中医疾病诊断（2分）：血证。

中医证候诊断（2分）：肾阴阳两虚证。

西医诊断（2分）：再生障碍性贫血。

西医诊断依据（4分）：①乏力，贫血，齿衄、鼻衄。②心率增快，面色苍白，两颧潮红，眼结膜苍白，唇淡，肝脾未及，下肢不肿。③血常规呈全血细胞减少。骨髓象：骨髓增生重度减低。粒细、红系、巨核系三系减少。

中医治法（2分）：滋阴助阳，益气补血。

方剂（2分）：左归丸、右归丸合当归补血汤加减。

药物组成、剂量及煎服法（2分）：熟地黄24g，山药12g，枸杞12g，山茱萸12g，川牛膝9g，鹿角胶12g（烊化兑服），龟甲胶12g（烊化兑服），菟丝子12g，杜仲12g，肉桂6g，当归9g，制附子6g（先煎），黄芪30g。七剂，水煎服。日一剂，早晚分服。

西医治疗原则及方法（4分）：①一般治疗：防止患者与任何对骨髓造血有毒性的物质接触，禁用对骨髓有抑制作用的药物，注意休息，防止交叉感染。②支持疗法：止血、输血（输入浓集红细胞）。③刺激骨髓造血功能的药物：雄激素（丙酸睾酮、司坦唑）、免疫调节剂（左旋咪唑）、免疫抑制剂（抗胸腺球蛋白和抗淋巴细胞球蛋白、环孢素A、丙种球蛋白）。

病案(例)摘要4：

马某，男，36岁，未婚，职员。2015年10月26日初诊。

患者上腹疼痛反复发作3年，空腹明显，进食后缓解。近2日出现胃脘灼热疼痛，泛酸，嗳气，口苦口干，胸肋胀满，烦躁易怒，大便秘结。

查体：T：36.8℃，P：98次/分，R：18次/分，BP：110/80mmHg。腹软，剑突下偏右侧压痛，无反跳痛及肌紧张。舌红苔黄，脉弦数。

辅助检查：上消化道钡餐检查：十二指肠球部龛影，位于十二指肠轮廓之外，周围有亮带。^{13}C呼气试验示幽门螺杆菌（+）。

要求：根据上述摘要，在答题卡上完成书面分析。

【参考答案】

中医疾病诊断（2分）：胃脘痛。

中医证候诊断（2分）：肝胃郁热证。

西医诊断（2分）：消化性溃疡（十二指肠溃疡）。

西医诊断依据（4分）：①患者上腹疼痛反复发作，空腹明显，进食后缓解。②腹软，剑突下偏右侧压痛，无反跳痛及肌紧张。③上消化道钡餐检查：十二指肠球部龛影，位于十二指肠轮廓之外，周围有亮带。^{13}C呼气试验示幽门螺杆菌（+）。

中医治法（2分）：清胃泄热，疏肝理气。

方剂（2分）：化肝煎合左金丸加减。

药物组成、剂量及煎服法（2分）：白芍6g，贝母6g，青皮6g，陈皮6g，丹皮4.5g，炒栀子4.5g，郁金6g，香附6g，泽泻4.5g，白芥子3g，黄连18g，吴茱萸3g。三剂，水煎服。日一剂，早晚分服。

西医治疗原则及方法（4分）：①一般治疗：注意饮食和休息，精神放松，定时定量进餐，忌辛辣食物，戒烟，避免服用对胃肠黏膜有损害的药物。②根除幽门螺杆菌：三联疗法（如奥美拉唑、克拉霉素、阿莫西林）、四联疗法（PPI与铋剂合用，加任意两种抗生素）。③抗酸药物治疗：H_2受体拮抗剂（西咪替丁、雷尼替丁等）、质子泵抑制剂（奥美拉唑、兰索拉唑等）。④保护胃黏膜：硫糖铝、胶体次枸橼酸铋和前列腺素类药物。

病案(例)摘要5：

张某，男，45岁，已婚，工人。2015年12月6日初诊。

患者近年来逐渐出现怕热多汗，以胸前、后背和腋下明显，伴有兴奋失眠，烦躁易怒，心悸胸闷，胁腹痛，食欲增加，腹胀，大便次数增多，体重2年内减轻10kg。

查体：T：37.5℃，P：105次/分，R：20次/分，BP：155/65mmHg。神清，营养不良，眼裂增宽，双侧甲状腺中度肿大，听诊有血管杂音，心界不大，心率105次/分，心律不齐，心尖区可闻及收缩期杂音，两肺呼吸音清，腹软。舌质淡红，舌苔白腻，脉弦滑。

辅助检查：心电图示：房性早搏，ST-T段改变。

要求：根据上述摘要，在答题卡上完成书面分析。

【参考答案】

中医疾病诊断（2分）：瘿病。

中医证候诊断（2分）：气滞痰凝证。

西医诊断（2分）：甲状腺功能亢进症。

西医诊断依据（4分）：①高代谢综合征：怕热多汗，低热。②眼征、甲状腺肿：眼裂增宽，双侧甲状腺中度肿大。③精神神经系统症状：心悸胸闷，兴奋失眠，烦躁易怒。④心血管系统症状：听诊有血管杂音，心率增快，心律不齐，收缩压上升，舒张压降低，心尖区可闻及收缩期杂音。⑤消化系统症状：食欲增加，腹胀，大便次数增多，体重减轻。⑥心电图示：房性早搏，ST-T段改变。

中医治法（2分）：疏肝理气，化痰散结。

方剂（2分）：逍遥散合二陈汤加减。

药物组成、剂量及煎服法（2分）：甘草4.5g，当归9g，茯苓9g，芍药9g，白术9g，柴胡9g，半夏15g，橘红15g。三剂，水煎服。日一剂，早晚分服。

西医治疗原则及方法（4分）：①一般治疗：高热量、高蛋白质、高维生素和低碘饮食；精神放松；休息，避免重体力活动。②药物治疗：口服硫脲嘧啶类药物，常用甲巯咪唑（他巴唑）、丙基硫氧嘧啶、卡比马唑（甲亢平）和甲基硫氧嘧啶；辅助药物为普萘洛尔（心得安）、碘剂及甲状腺制剂。③手术治疗：甲状腺次全切除。④放射性^{131}I治疗。

病案(例)摘要6：

邵某，女，35岁，已婚，文秘。2015年6月3日初诊。

患者3年来双手关节经常肿痛，阴雨天疼痛加重，得温则舒。晨起双手关节僵硬，活动后减轻，持续1~2小时。近2周症状加重，关节灼热肿痛，伴低热，乏力，形寒肢冷。

查体：T：37.5℃，P：84次/分，R：18次/分，BP：130/85mmHg。神清，形体略瘦，双手近端指间关节、掌指关节、腕关节肿胀。舌红，苔白，脉弦细。

辅助检查：抗核抗体阳性，C反应蛋白升高，类风湿因子阳性，血白细胞11.0×10^9/L，中性粒细胞70%，血沉80mm/L。手X线片示：双手近端指间关节骨质疏松，关节间隙狭窄。

要求：根据上述摘要，在答题卡上完成书面分析。

【参考答案】

中医疾病诊断（2分）：痹证。

中医证候诊断（2分）：寒热错杂证。

西医诊断（2分）：类风湿关节炎。

西医诊断依据（4分）：①双手关节肿痛3年。晨僵，活动后减轻，持续1~2小时。②低热。双手近端指间关节、掌指关节、腕关节肿胀。③抗核抗体阳性，白细胞数增高，C反应蛋白升高，类风湿因子阳性，血沉增快。手X线片示双手近端指间关节骨质疏松，关节间隙狭窄。

中医治法（2分）：祛风散寒，清热化湿。

方剂（2分）：桂枝芍药知母汤加减。

药物组成、剂量及煎服法（2分）：桂枝12g，芍药9g，甘草6g，麻黄6g，生姜15g，白术15g，知母12g，防风12g，炮附子2枚。三剂，水煎服。日一剂，早晚分服。

西医治疗原则及方法（4分）：①药物治疗：非甾体抗炎药（布洛芬、萘普生、吲哚美辛等）；改善病情的抗风湿药（甲氨蝶呤、青霉胺、雷公藤总苷等）。②外科手术治疗：关节置换和滑膜切除术。

病案(例)摘要7：

毛某，男，39岁，已婚，工人。2014年6月21日初诊。

患者肢体浮肿反复发作已5年，病情时轻时重。近半月因劳累浮肿加剧，全身浮肿，小便量少，乏力纳呆，脘腹胀闷，畏寒肢冷，腰膝冷痛，大便溏薄，遂来就诊。

查体：T：36.5℃，P：70次/分，R：18次/分，BP：160/100mmHg。颜面轻度浮肿，面色苍白，双下肢中度凹陷性水肿。舌质淡胖，有齿痕，脉沉细。

辅助检查：尿常规：尿蛋白（++），红细胞3~5个/高倍视野，镜下可见颗粒管型及透明管型。24小时尿蛋白定量2.5g，血肌酐90μmol/L，血尿素氮5.8mmol/L。

要求：根据上述摘要，在答题卡上完成书面分析。

【参考答案】

中医疾病诊断（2分）：水肿。

中医证候诊断（2分）：脾肾阳虚证。

西医诊断（2分）：慢性肾小球肾炎。

西医诊断依据（4分）：①肢体浮肿反复发作5年。②2级高血压。颜面轻度浮肿，面色苍白，双下肢中度凹陷性水肿。③尿常规示蛋白尿，血尿，镜下可见颗粒管型及透明管型。24小时尿蛋白定量2.5g，血肌酐90μmol/L，血尿素氮5.8mmol/L。

中医治法（2分）：温补脾肾。

方剂（2分）：附子理中丸或济生肾气丸。

药物组成、剂量及煎服法（2分）：炮附子9g（先煎），人参9g，白术9g，干姜9g，熟地黄15g，山茱萸30g，牡丹皮30g，山药30g；炮附子15g（先煎），白茯苓30g，泽泻30g，山茱萸30g，山药30g，车前子30g（包煎），牡丹皮30g，肉桂15g，川牛膝15g，熟地黄15g。附子理中丸每服一丸，以水一盏，化开，煎至七分，稍热服之，空心食前；济生肾气丸每服七十丸，空心米饮送下。

西医治疗原则及方法（4分）：①限制食物中蛋白及磷的入量。②控制高血压：将血压控制在125/75mmHg以下；应用噻嗪类利尿药。③应用血小板解聚药：双嘧达莫、阿司匹林。④糖皮质激素和细胞毒药物。⑤避免劳累、感染、妊娠和应用肾毒性药物。

病案(例)摘要8：

陈某，女，18岁，未婚，学生。2014年9月20日初诊。

患者心悸、胸闷反复发作2年，休息后好转，未经治疗。因考试心悸加重3天就诊。现症：心悸气短，活动尤甚，眩晕乏力，失眠健忘，面色无华，纳呆食少。

查体：T：37.0℃，P：100次/分，R：18次/分，BP：120/75mmHg。心率100次/分，心音低钝，闻及早搏3~4次/分钟，各瓣膜听诊区未闻及病理性杂音。舌质淡，苔薄白，脉细弱。

辅助检查：血常规：血红蛋白110g/L。胸部X线：心肺无异常。心电图：提早出现宽大、畸形QRS波群，波群时间达0.12秒，T波宽大，方向与QRS主波方向相反，代偿间歇完全。

要求：根据上述摘要，在答题卡上完成书面分析。

【参考答案】

中医疾病诊断（2分）：心悸。

中医证候诊断（2分）：气血不足证。

西医诊断（2分）：心律失常（快速性心律失常——室性期前收缩）。

西医诊断依据（4分）：①患者心悸、胸闷反复发作2年。②心音低钝，闻及早搏，各瓣膜听诊区未闻及病理性杂音。③血常规检查示无异常。胸部X线示心肺无异常。心电图示提早出现宽大、畸形QRS波群，波群时间达0.12秒，T波宽大，方向与QRS主波方向相反，代偿间歇完全。

中医治法（2分）：补血养心，益气安神。

方剂（2分）：归脾汤加减。

药物组成、剂量及煎服法（2分）：白术18g，茯神18g，黄芪18g，龙眼肉18g，酸枣仁18g，人参9g，木香9g，甘草6g，当归3g，远志3g，生姜5片，大枣1枚。三剂，水煎服。日一剂，早晚分服。

西医治疗原则及方法（4分）：①注意休息。②抗心律失常药物：酌情选用美西律、普罗帕酮。③外科手术治疗。

病案(例)摘要9：

王某，女，33岁，已婚，教师。2017年6月5日初诊。

患者昨日外出受凉，今晨起出现发热，微恶寒，汗出不畅，头胀痛，咽喉肿痛，咳嗽，鼻塞，流涕，口干渴。

查体：T：38.3℃，P：102次/分，R：20次/分，BP：110/70mmHg。急性病容，鼻咽部及鼻腔黏膜充血，双肺呼吸音清，未闻及干、湿性啰音。舌尖红，苔薄白微黄，脉浮数。

辅助检查：血常规：白细胞 4.5×10^9/L，中性粒细胞42%，淋巴细胞56%。胸部X线：未见异常。

要求：根据上述摘要，在答题卡上完成书面分析。

【参考答案】

中医疾病诊断（2分）：感冒。

中医证候诊断（2分）：风热犯表证。

西医诊断（2分）：急性上呼吸道感染。

西医诊断依据（4分）：①有受凉史。②发热，微恶寒，汗出不畅，头胀痛，咽喉肿痛，咳嗽，鼻塞，流涕，口干渴。③急性病容，鼻咽部及鼻腔黏膜充血，双肺呼吸音清，未闻及干、湿性啰音。④血常规示白细胞计数正常，淋巴细胞增高，胸部X线未见异常。

中医治法（2分）：辛凉解表。

方剂（2分）：银翘散或葱豉桔梗汤加减。

药物组成、剂量及煎服法（2分）：连翘30g，金银花30g，桔梗18g，薄荷18g（后下），淡竹叶12g，生甘草15g，芥穗12g，淡豆豉15g，牛蒡子18g；葱白10g，桔梗5g，淡豆豉15g，焦山栀9g，薄荷叶5g（后下），连翘6g，甘草3g，鲜淡竹叶12g。三剂，水煎服。日一剂，早晚分服。

西医治疗原则及方法（4分）：①抗病毒治疗：金刚烷胺、吗啉胍、病毒唑、干扰素、利福平等。②对症治疗：发热、头胀痛给予复方阿司匹林片；鼻塞流涕给予克咳敏，或氯化铵棕色合剂；咽喉肿痛给予雾化吸入治疗，或口含华素片。

病案(例)摘要 10：

田某，男，55 岁，自由职业。2016 年 3 月 17 日初诊。

患者平素嗜食烟酒、肥甘厚味。近半年来，口干多饮，多食易饥，四肢沉重，胸闷腹胀，困倦。

查体：T：36.8℃，P：78 次/分，R：16 次/分，BP：130/70mmHg。形体肥胖，舌暗，苔厚腻，脉滑。

辅助检查：空腹血糖 9.1mmol/L，餐后 2 小时血糖 12.1mmol/L。

要求：根据上述摘要，在答题卡上完成书面分析。

【参考答案】

中医疾病诊断（2分）：消渴。

中医证候诊断（2分）：痰瘀互结证。

西医诊断（2分）：糖尿病。

西医诊断依据（4分）：①患者平素嗜食烟酒、肥甘厚味。②口干多饮，多食易饥半年。③空腹血糖9.1mmol/L，>7mmol/L；餐后2小时血糖12.1mmol/L，>11.1mmol/L。

中医治法（2分）：活血化瘀祛痰。

方剂（2分）：平胃散合桃红四物汤加减。

药物组成、剂量及煎服法（2分）：苍术120g，厚朴90g，陈橘皮60g，甘草30g，生姜2片，大枣2枚，桃仁9g，红花6g，当归9g，川芎6g，白芍9g，熟地黄15g。三剂，水煎服。日一剂，早晚分服。

西医治疗原则及方法（4分）：①饮食治疗：补充足够的热量，碳水化合物、蛋白质、脂肪合理分配，每日三餐分配为1/5、2/3、2/5或1/3、1/3、1/3。②口服药治疗：双胍类，多用二甲双胍。③若口服药治疗无效则用胰岛素治疗。

病案(例)摘要11：

白某，男，33岁，已婚，工人。2016年10月13日初诊。

患者前天出现发热，恶风，鼻塞，咳嗽，自服感冒药、止咳化痰药物，症状不减。昨日咳嗽、咳痰加重来诊。现症：咳嗽频剧、气粗，痰黄稠，咳吐不爽，口微渴，无汗，发热重，恶寒轻，头痛，鼻塞。

查体：T：39℃，P：100次/分，R：22次/分，BP：120/75mmHg。急性病容，右下肺叩诊浊音，听诊呼吸音减低，可闻及湿啰音。舌边尖红，苔薄白，脉浮数。

辅助检查：血常规：白细胞12×10^9/L，中性粒细胞80%。胸部X线片示：右下肺片状阴影。

要求：根据上述摘要，在答题卡上完成书面分析。

【参考答案】

中医疾病诊断（2分）：咳嗽。

中医证候诊断（2分）：邪犯肺卫证。

西医诊断（2分）：肺炎。

西医诊断依据（4分）：①发热、咳嗽、咳痰。②急性病容，右下肺叩诊浊音，听诊呼吸音减低，可闻及湿啰音。③血常规示白细胞总数、中性粒细胞增高。胸部X线片示右下肺片状阴影。

中医治法（2分）：疏风清热，宣肺止咳。

方剂（2分）：三拗汤或桑菊饮加减。

药物组成、剂量及煎服法（2分）：甘草6g，麻黄6g，杏仁6g，生姜5片；桑叶7.5g，菊花3g，连翘5g，薄荷2.5g，苦桔梗6g，生甘草2.5g，苇根6g。三剂，水煎服。日一剂，早晚分服。

西医治疗原则及方法（4分）：①一般治疗：注意休息，保持室内空气流通，注意隔离消毒，预防交叉感染。保证有足够蛋白质、热量和维生素的摄入。鼓励饮水。监测神志、体温、呼吸、心率、血压及尿量等，防止可能发生的休克。②病因治疗：首选青霉素G。③支持疗法：适当用止咳化痰药，必要时酌情予小剂量可待因镇咳。发热可物理降温，或服用阿司匹林、扑热息痛等解热镇痛药。④局部治疗：雾化吸入以控制炎症。

病案(例)摘要12：

朱某，女，38岁，已婚，工人。2015年6月9日初诊。

患者6个月前出现咳嗽、咯血，低热，盗汗等症状。曾静脉点滴左氧氟沙星治疗，症状有所减轻。现症：咳嗽无力，少痰，时有痰中带血，血色淡红，咳声低微，伴气短，自汗、盗汗，午后潮热，神疲乏力，畏风怕冷。

查体：T：37.6℃，P：78次/分，R：20次/分，BP：120/80mmHg。心率78次/分，律齐，未闻及杂音，左上肺呼吸音粗。舌淡边有齿痕，苔薄，脉细弱而数。

辅助检查：胸部X线片示：左上肺密度较低的片状阴影。痰涂片：抗酸杆菌阳性。

要求：根据上述摘要，在答题卡上完成书面分析。

【参考答案】

中医疾病诊断（2分）：肺痨。

中医证候诊断（2分）：气阴耗伤证。

西医诊断（2分）：肺结核。

西医诊断依据（4分）：①咳嗽、咯血，低热，盗汗。②心脏听诊未闻及杂音，左上肺呼吸音粗。③胸部X线片示左上肺密度较低的片状阴影。痰涂片示抗酸杆菌阳性。

中医治法（2分）：益气养阴。

方剂（2分）：保真汤加减。

药物组成、剂量及煎服法（2分）：当归2g，生地黄2g，熟地黄2g，黄芪2g，人参2g，白术2g，甘草2g，白茯苓2g，天冬3g，麦冬3g，白芍3g，黄柏3g，知母3g，五味子3g，柴胡3g，地骨皮3g，陈皮3g，莲心2g，生姜3片，大枣1枚。三剂，水煎服。日一剂，早晚分服。

西医治疗原则及方法（4分）：①休息。②抗结核化学药物治疗：原则为早期、联合、适量、规律和全程使用敏感药物；常用药包括第一线杀菌药物异烟肼、利福平、链霉素、吡嗪酰胺，第二线抑菌药物乙胺丁醇、对氨基水杨酸钠。③对症治疗：盗汗者睡前服阿托品，剧烈咳嗽时服喷托维林或可待因，痰中带血用维生素K、卡巴克络等。

病案(例)摘要 13：

朱某，男，28 岁，已婚，农民。2015 年 1 月 14 日初诊。

患者反复发作喉中哮鸣 8 年。3 天前因气温骤降，喘息又作并逐渐加重，喉中痰鸣，胸膈满闷如塞，形寒畏冷，痰少稀白，面色晦滞带青，口不渴。

查体：T：37℃，P：120 次/分，R：28 次/分，BP：120/80mmHg。呼吸急促，双肺叩诊过清音，听诊满布哮鸣音，呼气延长。舌苔白滑，脉弦紧。

辅助检查：血常规：白细胞 7.9×10^9/L，中性粒细胞 65%。胸部 X 线片示：双肺透亮度增加，呼吸功能检查支气管舒张试验阳性。

要求：根据上述摘要，在答题卡上完成书面分析。

【参考答案】

中医疾病诊断（2分）：哮病。

中医证候诊断（2分）：寒哮证。

西医诊断（2分）：支气管哮喘。

西医诊断依据（4分）：①患者反复发作喉中哮鸣，气温骤降引发喘息，胸闷。②心率增快。呼吸急促，双肺叩诊过清音，听诊满布哮鸣音，呼气延长。③血常规示白细胞总数、中性粒细胞无异常。胸部X线片示双肺透亮度增加，呼吸功能检查支气管舒张试验阳性。

中医治法（2分）：温肺散寒，化痰平喘。

方剂（2分）：射干麻黄汤加减。

药物组成、剂量及煎服法（2分）：射干9g，麻黄9g，生姜12g，细辛3g，紫菀9g，款冬花9g，大枣3g，半夏9g，五味子9g。三剂，水煎服。日一剂，早晚分服。

西医治疗原则及方法（4分）：①常用药物：糖皮质激素、$β_2$受体激动剂（短效：沙丁胺醇、特布他林等；长效：沙美特罗、福莫特罗）、白三烯受体拮抗剂（扎鲁司特、孟鲁司特）、茶碱类（氨茶碱）、抗胆碱药物（溴化异丙托品溶液）等。②治疗：长期治疗方案：哮喘教育、环境控制，按需使用短效$β_2$受体激动剂，选用控制性药物（低剂量ICS加LABA等）；急性发作的处理：氧疗、速效$β_2$受体激动剂、茶碱、糖皮质激素、机械通气。

病案(例)摘要 14：

焦某，女，38 岁，已婚，工人。2015 年 3 月 12 日初诊。

患者 1 周前因劳累出现尿急，尿痛，尿频，小腹及腰部疼痛。现症：发热，小便频数，灼热刺痛，色黄赤，小腹拘急胀痛，口苦，大便秘结。

查体：T：38.9℃，P：98 次/分，R：18 次/分，BP：120/80mmHg。双肾区叩痛（+）。舌红，苔薄黄腻，脉滑数。

辅助检查：血常规：白细胞 12.0×10^9/L，中性粒细胞 75%。尿常规：白细胞 15~30 个/高倍视野，红细胞 5~10 个/高倍视野，尿蛋白（+）。尿培养：菌落计数 >10^5/mL。

要求：根据上述摘要，在答题卡上完成书面分析。

【参考答案】

中医疾病诊断（2分）：淋证。

中医证候诊断（2分）：膀胱湿热证。

西医诊断（2分）：尿路感染（急性肾盂肾炎）。

西医诊断依据（4分）：①尿急，尿痛，尿频，小腹及腰部疼痛。②发热，双肾区叩痛（+）。③血常规示白细胞总数、中性粒细胞升高。尿常规示白细胞显著增加，红细胞增加，尿蛋白（+）。尿培养示菌落计数 $>10^5$/mL。

中医治法（2分）：清热利湿通淋。

方剂（2分）：八正散加减。

药物组成、剂量及煎服法（2分）：车前子9g（包煎），瞿麦9g，萹蓄9g，滑石9g（先煎），山栀子仁9g，甘草9g，木通9g，大黄9g。三剂，水煎服。日一剂，早晚分服。

西医治疗原则及方法（4分）：①一般治疗：休息，多饮水，勤排尿。②碱化尿液：口服碳酸氢钠1.0g，每日3次。③抗菌治疗：磺胺类（如复方磺胺甲χ唑）或喹诺酮类（环丙沙星）；氨基糖苷类如庆大霉素或丁胺卡那霉素肌注，每日2次。

病案(例)摘要 15：

周某，男，53 岁，已婚，干部。2017 年 2 月 19 日急诊。

患者平素时有头晕头痛，多次测得血压升高，最高 160/100mmHg，今日因工作不顺烦躁易怒，眩晕头痛加重，口苦口干，大便秘结，小便黄赤。

查体：T：36.6℃，P：88 次/分，R：20 次/分，BP：160/100mmHg。神清，面红目赤，甲状腺无肿大，两肺呼吸音清，心界不大，心率 88 次/分，律齐，各瓣膜区未及杂音。舌红，苔薄黄，脉弦有力。

辅助检查：心电图示：左室高电压。超声心动图示：心脏结构未见异常。尿常规：正常。双肾上腹超声未见异常；血钾正常。

要求：根据上述摘要，在答题卡上完成书面分析。

【参考答案】

中医疾病诊断（2分）：眩晕。

中医证候诊断（2分）：肝阳上亢证。

西医诊断（2分）：高血压病。

西医诊断依据（4分）：①有头晕头痛、高血压史。②2级高血压。面红目赤，甲状腺无肿大，两肺呼吸音清，心界不大，心率正常，律齐，各瓣膜区未及杂音。③心电图示左室高电压。超声心动图示心脏结构未见异常。尿常规正常。双肾上腹超声未见异常；血钾正常。

中医治法（2分）：平肝潜阳。

方剂（2分）：天麻钩藤饮加减。

药物组成、剂量及煎服法（2分）：天麻9g，钩藤12g（后下），石决明18g，山栀9g，黄芩9g，川牛膝12g，杜仲9g，益母草9g，桑寄生9g，夜交藤9g，朱茯神9g。三剂，水煎服。日一剂，早晚分服。

西医治疗原则及方法（4分）：①治疗原则：改善生活行为（减轻体重，减少钠盐、脂肪摄入，补充钙和钾盐，稳定情绪，增加运动等）；考虑开始药物治疗；控制血压至140/90mmHg以下。②降压药物：利尿剂（氢氯噻嗪和氯噻酮）、钙通道阻滞剂（硝苯地平、维拉帕米）、血管紧张素Ⅱ受体拮抗剂（氯沙坦、缬沙坦）。③联合应用降压药。

病案(例)摘要16：

徐某，男，70岁，已婚，农民。2012年10月11日初诊。

患者常年体弱多病，近日胸骨体中段附近出现闷痛，可放射至左肩、无名指。疼痛一般持续3分钟左右，舌下含服硝酸甘油可缓解。既往有吸烟史30年。现症：心悸而痛，胸闷气短，甚则胸痛彻背，心悸汗出，畏寒，肢冷，下肢浮肿，腰酸无力。

查体：T：36.3℃，P：80次/分，R：20次/分，BP：120/70mmHg。心界不大，心率80次/分，律齐，各瓣膜区未闻及杂音。舌淡白，脉沉细。

辅助检查：心电图示：窦性心律，$V_1 \sim V_4$导联ST段压低0.1mV，T波低平。肌钙蛋白 I（－）。

要求：根据上述摘要，在答题卡上完成书面分析。

【参考答案】

中医疾病诊断（2分）：胸痹。

中医证候诊断（2分）：心肾阳虚证。

西医诊断（2分）：冠状动脉粥样硬化性心脏病（心绞痛）。

西医诊断依据（4分）：①患者有吸烟史30年。②胸骨体中段附近闷痛，可放射至左肩、无名指。疼痛一般持续3分钟左右，舌下含服硝酸甘油可缓解。③心界不大，心率无异常，律齐，各瓣膜区未闻及杂音。④心电图示窦性心律，$V_1 \sim V_4$导联ST段压低0.1mV，T波低平。肌钙蛋白Ⅰ（-）。

中医治法（2分）：益气壮阳，通络止痛。

方剂（2分）：参附汤合右归丸加减。

药物组成、剂量及煎服法（2分）：人参12g，附子9g（先煎），熟地黄24g，山药12g，山茱萸9g，枸杞子12g，菟丝子12g，鹿角胶12g（烊化兑服），杜仲12g，肉桂6g，当归9g。三剂，水煎服。日一剂，早晚分服。

西医治疗原则及方法（4分）：①发作时：立刻休息；舌下含服硝酸甘油、硝酸异山梨酯。②缓解期：β受体阻滞剂（美托洛尔、比索洛尔等）、硝酸酯制剂（硝酸异山梨酯、5-单硝酸异山梨酯）、钙通道阻滞剂（维拉帕米等）、曲美他嗪，应用调脂药和抗血小板药。

病案(例)摘要 17：

倪某，男，23 岁，学生。2016 年 4 月 8 日初诊。

患者 8 天前不慎受凉后起病，咽部疼痛，伴恶寒，发热，口干。自服"阿奇霉素"后发热减退，咽痛减轻。2 天前晨起出现眼睑浮肿，遂来诊。现症：全身浮肿，皮肤光亮，按之凹陷，恢复较易，小便不利，大便调，发热，咽痛。

查体：T：36.5℃，P：98 次/分，R：18 次/分，BP：130/80mmHg。眼睑、面部浮肿，咽部充血，扁桃体Ⅰ度肿大，双下肢凹陷性水肿。舌苔薄白，脉浮数。

辅助检查：尿常规：尿蛋白（+++），透明管型 3~5 个/高倍视野，24 小时尿蛋白定量 3.9g。血浆蛋白：总蛋白（TP）42g/L、白蛋白（ALB）22g/L。血脂异常，肾功能未见异常。

要求：根据上述摘要，在答题卡上完成书面分析。

【参考答案】

中医疾病诊断（2分）：水肿。

中医证候诊断（2分）：风水相搏证。

西医诊断（2分）：肾病综合征。

西医诊断依据（4分）：①患者有上呼吸道感染病史。②眼睑、面部浮肿，咽部充血，扁桃体Ⅰ度肿大，双下肢凹陷性水肿。③尿常规示大量蛋白尿、管型尿，尿蛋白定量3.9g/24h。血浆蛋白示总蛋白（TP）42g/L、低白蛋白血症。血脂异常，肾功能未见异常。

中医治法（2分）：疏风解表，宣肺利水。

方剂（2分）：越婢加术汤加减。

药物组成、剂量及煎服法（2分）：麻黄18g，石膏250g（先煎），生姜9g，大枣15枚，甘草6g，白术12g。三剂，水煎服。日一剂，早晚分服。

西医治疗原则及方法（4分）：①一般治疗：卧床休息；正常量优质蛋白饮食，多食富含多聚不饱和脂肪酸及富含可溶性纤维的饮食；低盐饮食。②对症治疗：利尿消肿（氢氯噻嗪、氨苯蝶啶、呋塞米、右旋糖酐40、静注血浆白蛋白）；减少尿蛋白（ACEI、ARB）。③免疫调节治疗：糖皮质激素（泼尼松）、细胞毒药物（环磷酰胺、氮芥）、环孢素、吗替麦考酚酯。

病案(例)摘要18：

崔某，男，17岁。2017年5月25日初诊。

患者于2014年2月15日无明显原因突然跌倒，意识丧失，牙关紧闭，口吐白沫，喉间痰鸣，四肢抽搐，发作时间持续1~2分钟，唤醒后，瞌睡乏力。此后发作次数逐渐增多，今年起每月均有发作。每次发作症状与上述相似，发作后无特殊异常。但未行系统诊治。

查体：T：36.4℃，P：80次/分，R：16次/分，BP：120/80mmHg。神清，气平，心肺未见异常，腹部检查无异常，四肢肌力、肌张力检查正常，生理性存在，病理征未引出。脑膜刺激征（-）。舌苔白腻，脉弦滑。

辅助检查：头颅CT正常，脑电图可见棘波、尖波。

要求：根据上述摘要，在答题卡上完成书面分析。

【参考答案】

中医疾病诊断（2分）：痫证。

中医证候诊断（2分）：风痰上扰证。

西医诊断（2分）：癫痫。

西医诊断依据（4分）：①突然跌倒，意识丧失，牙关紧闭，口吐白沫，喉间痰鸣，四肢抽搐，发作时间持续1～2分钟，唤醒后嗜睡无力。反复发作，发作后无特殊异常。②心肺未见异常，腹部检查无异常，四肢肌力、肌张力检查正常，生理性存在，病理征未引出。脑膜刺激征（-）。③头颅CT正常，脑电图可见棘波、尖波。

中医治法（2分）：涤痰息风，开窍定痫。

方剂（2分）：定痫丸加减。

药物组成、剂量及煎服法（2分）：明天麻3g，川贝母3g，半夏3g，茯苓3g，伏神3g，胆南星15g，石菖蒲15g，全蝎15g，僵蚕15g，琥珀15g，陈皮21g，远志21g，丹参6g，麦冬6g，朱砂15g（水飞），人参9g。和药为丸，每服6g，早晚各一次，温开水送下。

西医治疗原则及方法（4分）：①药物控制：苯妥英钠、卡马西平。②神经外科治疗：手术。

病案(例)摘要19：

周某，男，16岁，学生。2017年9月12日初诊。

患者1天前出现右下腹痛，呈持续性，家长自行给予头孢克洛口服，效果差。现症见：腹痛剧烈，腹皮挛急，逐渐加重，并呈全腹痛，伴恶心，无法进食，恶寒发热，故来诊。

查体：T：39.5℃，P：120次/分，R：20次/分，BP：90/60mmHg。两肺呼吸音闻及干、湿性啰音，全腹压痛，以麦氏点为重，有反跳痛及腹肌紧张，肠鸣音弱，结肠充气试验阳性。舌红绛，苔黄厚，脉洪数。

辅助检查：血常规：白细胞 20.2×10^9/L，中性粒细胞91.2%。

要求：根据上述摘要，在答题卡上完成书面分析。

【参考答案】

中医疾病诊断（2分）：肠痈。

中医证候诊断（2分）：热毒证。

西医诊断（2分）：急性阑尾炎。

西医诊断依据（4分）：①持续性右下腹痛。②腹痛剧烈，腹皮挛急，逐渐加重，并呈全腹痛，伴恶心，无法进食，恶寒发热。③高热，血压下降，两肺呼吸音闻及干、湿性啰音，全腹压痛，以麦氏点为重，有反跳痛及腹肌紧张，肠鸣音弱，结肠充气试验阳性。④血常规示白细胞、中性粒细胞升高。

中医治法（2分）：通腑排毒，养阴清热。

方剂（2分）：大黄牡丹汤合透脓散加减。

药物组成、剂量及煎服法（2分）：大黄12g，牡丹皮3g，桃仁9g，冬瓜仁30g，芒硝9g（冲服），黄芪12g，穿山甲3g，川芎9g，当归6g，皂角刺4.5g，延胡索3g，木香3g。七剂，水煎服。日一剂，早晚分服。

西医治疗原则及方法（4分）：①手术治疗：阑尾切除术。②对症治疗：若有脓液，则进行腹腔引流。③调护：卧床休息、清淡饮食，养成良好的排便习惯，避免饮食不节及食后剧烈运动。

病案(例)摘要20：

王某，女，28岁，已婚，干部。2017年8月25日出诊。

患者于2017年4月25日行人流术，术后2天后出现发热，下腹痛，带下增多，未系统治疗，病情时发时止，近2周下腹胀满，疼痛拒按，带下增多，色黄，质稠，味臭秽，经量增多，经期延长，淋漓不止，大便溏，小便短赤。末次月经：2017年8月3日，持续6天净。

查体：T：36.3℃，P：70次/分，R：18次/分，BP：110/72mmHg。神志清，下腹部压痛阳性。舌红，有瘀点，苔黄厚，脉弦滑。

妇科检查：外阴发育正常，子宫后位，大小正常，质中，活动度差，左侧附件增厚，压痛明显，右侧附件区无异常。

辅助检查：血常规：正常。盆腔彩超示：子宫左侧可见包块。

要求：根据上述摘要，在答题卡上完成书面分析。

【参考答案】

中医疾病诊断（2分）：带下病。

中医证候诊断（2分）：湿热瘀结证。

西医诊断（2分）：盆腔炎。

西医诊断依据（4分）：①有人流术史，术后出现发热，下腹痛，带下增多。②下腹部压痛阳性。③妇科检查示外阴发育正常，子宫后位，大小正常，质中，活动度差，压痛明显，左侧附件增厚，压痛明显，右侧附件区无异常。④血常规检查无异常。盆腔彩超示子宫左侧可见包块。

中医治法（2分）：清热利湿，化瘀止痛。

方剂（2分）：仙方活命饮加薏苡仁、冬瓜仁。

药物组成、剂量及煎服法（2分）：白芷6g，贝母6g，防风6g，赤芍6g，当归尾6g，甘草6g，皂角刺6g，穿山甲6g，天花粉6g，乳香6g，没药6g，金银花9g，陈皮9g，薏苡仁9g，冬瓜仁9g。三剂，水煎服。日一剂，早晚分服。

西医治疗原则及方法（4分）：①药物治疗：抗生素。②物理疗法：常用的有短波、超短波、离子透入（可加入各种药物如青霉素、链霉素等）、蜡疗等。③手术治疗。④一般治疗：及时治疗生殖道感染，注意卫生，增强体质，防治后遗症等。

病案(例)摘要21：

王某，女，53岁，已婚，职员。2018年3月10日初诊。

患者6个月前因经期淋雨涉水，连月来出现月经紊乱，月经停闭3个月后于2018年2月10日骤然暴下，色暗质稠，夹有血块，经来小腹胀痛，血块排出后痛减，淋漓不止，持续至今。

查体：T：36.8℃，P：90次/分，R：18次/分，BP：116/78mmHg。基础体温：单相型。舌紫暗，苔薄白，脉涩。

辅助检查：血常规：血红蛋白82g/L，红细胞2.33×10^{12}/L。B超检查：子宫附件未见明显异常。经前诊刮病理提示：子宫内膜简单型增生过长。尿妊娠试验（阴性）。

要求：根据上述摘要，在答题卡上完成书面分析。

【参考答案】

中医疾病诊断（2分）：崩漏。

中医证候诊断（2分）：血瘀证。

西医诊断（2分）：功能失调性子宫出血（无排卵型功血）。

西医诊断依据（4分）：①6个月前经期淋雨涉水后出现月经紊乱。②月经停闭3个月后骤然暴下，淋漓不止。③基础体温单相型。④血常规检查示贫血。B超检查示子宫附件未见明显异常。经前诊刮病理提示子宫内膜简单型增生过长。尿妊娠试验阴性。

中医治法（2分）：活血化瘀，止血调经。

方剂（2分）：桃红四物汤合失笑散。

药物组成、剂量及煎服法（2分）：桃仁9g，红花6g，当归9g，川芎6g，白芍9g，熟地黄15g，五灵脂6g（包煎），蒲黄6g（包煎）。三剂，水煎服。日一剂，早晚分服。

西医治疗原则及方法（4分）：①治疗原则：止血、调整周期、减少经量、防止子宫内膜病变。②一般治疗：补充铁剂、维生素C、蛋白质，给予抗生素预防感染，加强营养，避免过劳，保证充分休息。③药物治疗：止血（雄激素）；调整月经周期（雌、孕激素联合法，后半周期疗法）。④手术治疗：子宫内膜切除术、子宫切除术。

病案(例)摘要 22：

路某，女，53 岁，已婚，会计。2017 年 12 月 1 日初诊。

2 天前无明显诱因出现腹胀、腹痛，伴恶心呕吐，肛门排气减少，无排便。自服药物效果差，患者症状无缓解，现腹痛阵作，腹胀，偶有呕吐，肛门少量排气，无剖宫产术史。

查体：腹部膨隆，全腹压痛，无反跳痛，肝脾肋下未及，Murphy 征（-），无移动性浊音，肠鸣音活跃，有气过水声。舌质淡红，苔薄白，脉弦涩。

辅助检查：立位腹平片：小肠扩张，可见积气及气液平面。

要求：根据上述摘要，在答题卡上完成书面分析。

【参考答案】

中医疾病诊断（2分）：肠结。

中医证候诊断（2分）：气滞血瘀证。

西医诊断（2分）：肠梗阻。

西医诊断依据（4分）：①患者无剖宫产术史。②无明显诱因出现腹痛、呕吐、腹胀，肛门少量排气2天。③腹部膨隆，全腹压痛，无反跳痛，肝脾肋下未及，Murphy征（-），无移动性浊音，肠鸣音活跃，有气过水声。④立位腹平片：小肠扩张，可见积气及气液平面。

中医治法（2分）：行气活血，通腑攻下。

方剂（2分）：桃核承气汤加减。

药物组成、剂量及煎服法（2分）：桃仁12g，大黄12g，桂枝6g，甘草6g，芒硝6g（冲服）。三剂，水煎服。日一剂，早晚分服。

西医治疗原则及方法（4分）：

（1）治疗原则：解除局部的梗阻和纠正因梗阻引起的全身生理紊乱。

（2）非手术治疗：①禁食与胃肠减压。②纠正水、电解质紊乱及酸碱失衡：常用静脉输注葡萄糖等渗盐水，酌情补充必要的电解质。③防止感染和脓毒症：抗生素。④灌肠疗法：常用肥皂水500mL灌肠。⑤穴位注射阿托品，腹部推拿按摩等。

（3）手术治疗：如应用非手术疗法病情不见好转，则采取手术治疗。

病案(例)摘要23：

花某，女，5岁。2018年1月11日出诊。

患儿10天前出现发热，体温39℃左右，咳嗽，气促，就诊于附近诊所，静脉滴注抗生素等药物治疗7天，发热渐退，咳嗽未见明显缓解。现症：咳嗽气急，干咳少痰，五心烦热，面色潮红，午后低热，时有盗汗。

查体：T：37.4℃，P：103次/分，R：25次/分。面色潮红，双肺可闻及湿啰音。舌质红，无苔，脉细数。

辅助检查：血常规：白细胞12.6×10^9/L，中性粒细胞75%，淋巴细胞22%。胸部X线片示：双肺可见散在斑片状阴影。

要求：根据上述摘要，在答题卡上完成书面分析。

【参考答案】

中医疾病诊断（2分）：肺炎喘嗽。

中医证候诊断（2分）：阴虚肺热证。

西医诊断（2分）：小儿肺炎。

西医诊断依据（4分）：①有上呼吸道感染病史。②发热，咳嗽，气促。③心率增快，呼吸急促，面色潮红，双肺可闻及湿啰音。④血常规示白细胞总数、中性粒细胞升高；胸部X线片示双肺可见散在斑片状阴影。

中医治法（2分）：养阴清肺，润肺止咳。

方剂（2分）：沙参麦冬汤加减。

药物组成、剂量及煎服法（2分）：北沙参10g，玉竹10g，麦冬10g，天花粉15g，扁豆10g，桑叶6g，生甘草3g。三剂，水煎服。日一剂，早晚分服。

西医治疗原则及方法（4分）：①抗生素治疗：首选青霉素或羟氨苄青霉素。②对症治疗：保持呼吸道通畅、减慢心率等。

病案(例)摘要 24：

丰某，女，25 岁，已婚，工人。2015 年 12 月 21 日初诊。

患者平素月经正常，既往有输卵管炎病史，素性抑郁寡欢，经前乳房胀痛。末次月经：2015 年 11 月 11 日。7 天前阴道少量出血，较平日经量明显减少，色暗红，淋漓至今，劳累后出现左侧腹隐痛。

查体：T：36.9℃，P：86 次/分，R：22 次/分，BP：112/80mmHg。左侧下腹部压痛（+），脉弦滑。

妇科检查：阴道可见暗红色分泌物，子宫体软，稍大，左侧附件区可触及软性包块（阳性）。

辅助检查：血 HCG：1900U/L；B 超示：宫腔内未见孕囊，左侧附近区可见一大面积的包块。尿妊娠试验：阳性。

要求：根据上述摘要，在答题卡上完成书面分析。

【参考答案】

中医疾病诊断（2分）：异位妊娠。

中医证候诊断（2分）：未破损期。

西医诊断（2分）：异位妊娠。

西医诊断依据（4分）：①既往有输卵管炎病史，素性抑郁寡欢，经前乳房胀痛。②阴道少量出血，左侧下腹部压痛（+）。③妇科检查：阴道可见暗红色分泌物，子宫体软，稍大，左侧附件区可触及软性包块（阳性）。血HCG：1900U/L；B超示宫腔内未见孕囊，左侧附近区可见一大面积的包块。尿妊娠试验阳性。

中医治法（2分）：活血化瘀，消癥杀胚。

方剂（2分）：宫外孕Ⅱ号方。

药物组成、剂量及煎服法（2分）：丹参15g，赤芍15g，桃仁9g，三棱6g，莪术6g，蜈蚣5g，全蝎5g，紫草5g。三剂，水煎服。日一剂，早晚分服。

西医治疗原则及方法（4分）：①药物治疗：常用甲氨蝶呤。常用剂量0.4mg/（kg·d），肌肉注射，5天一疗程。治疗第4天和第7天复查血β-HCG，若下降<15%，重复剂量给药。而后每周复查。②手术治疗：药物治疗无效或病情加重，则手术治疗。③调护：积极治疗输卵管炎等疾病，卧床休息，少活动，清淡饮食，保持情绪稳定。

病案(例)摘要 25：

李某，女，28 岁，职员。2015 年 4 月 25 日初诊。

患者平素月经正常，现停经 53 天，阴道不规则出血 3 天。末次月经 2015 年 3 月 8 日。停经后明显有早孕反应，3 天前阴道有少量出血，色淡红，质稀薄，曾服安络血效果不明显。现症：停经 53 天，阴道少量出血，小腹空坠隐痛，腰酸，神疲肢倦，心悸气短。

查体：T：36.6℃，P：86 次/分，R：21 次/分，BP：122/80mmHg。面色㿠白，舌质淡，苔薄白，脉细滑无力。

辅助检查：尿妊娠试验：阳性。B 超示：宫内妊娠，胚胎存活。

要求：根据上述摘要，在答题卡上完成书面分析。

【参考答案】

中医疾病诊断（2分）：胎动不安。

中医证候诊断（2分）：气血虚弱证。

西医诊断（2分）：先兆流产。

西医诊断依据（4分）：①停经，阴道不规则出血，停经后有早孕反应。小腹空坠隐痛，腰酸。②尿妊娠试验阳性。B超示宫内妊娠，胚胎存活。

中医治法（2分）：益气养血，固肾安胎。

方剂（2分）：胎元饮加味。

药物组成、剂量及煎服法（2分）：人参6g，当归6g，杜仲6g，芍药6g，熟地黄6g，白术9g，炙甘草3g，陈皮3g，黄芪3g。三剂，水煎服。日一剂，早晚分服。

西医治疗原则及方法（4分）：①卧床休息，减少活动，禁止性生活，避免不必要的阴道检查。②黄体酮肌注，每日一次，每次10~20mg；绒毛膜促性腺激素注射，隔日一次，每次2000U；也可口服维生素E保胎。③若经治疗症状不缓解或反而加重，则进行B超及血HCG测定，根据情况，给予相应处理。

病案(例)摘要 26：

田某，女，9 个月。2017 年 8 月 17 日初诊。

患儿 1 个月前添加辅食后，出现大便次数增多，每日十余次，经停辅食并口服药物后好转，但目前大便仍稀溏不成形，为蛋花样，每日 4~6 次不等，色淡不臭，多于食后作泻。时轻时重，面色略黄，神疲倦怠。

查体：T：36.8℃，P：120 次/分，R：28 次/分。神清，精神差，皮肤弹性良好，心率 120 次/分，律齐。腹软，无压痛，肠鸣音活跃。舌淡苔白，脉缓弱，指纹淡。

辅助检查：血常规：白细胞 7.9×10^9/L，中性粒细胞 38%，淋巴细胞 60%。大便常规：正常。脂肪球（++）。

要求：根据上述摘要，在答题卡上完成书面分析。

【参考答案】

中医疾病诊断（2分）：小儿泄泻。

中医证候诊断（2分）：脾虚泻。

西医诊断（2分）：小儿腹泻。

西医诊断依据（4分）：①大便次数增多，稀溏，为蛋花样，色淡不臭，食后作泻。②皮肤弹性良好，心率增快。腹软，无压痛，肠鸣音活跃。③血常规示白细胞总数、中性粒细胞、淋巴细胞正常。大便常规正常。脂肪球（++）。

中医治法（2分）：健脾益气，助运止泻。

方剂（2分）：参苓白术散加减。

药物组成、剂量及煎服法（2分）：莲子肉9g，薏苡仁9g，缩砂仁6g（后下），桔梗6g，白扁豆12g，白茯苓15g，人参15g，甘草10g，白术15g，山药15g。三剂，水煎服。日一剂，早晚分服。

西医治疗原则及方法（4分）：①饮食疗法：继续母乳喂养，暂停辅食添加。②液体疗法：口服补液盐。③药物疗法：微生态疗法（双歧杆菌、嗜乳酸杆菌等菌制剂）、肠黏膜保护剂（如蒙脱石粉）、补锌。

病案(例)摘要 27：

张某，女，45 岁，干部。2015 年 3 月 18 日初诊。

患者有腹腔手术史。2 天前因过食辛辣厚味，开始腹痛腹胀，痞满拒按，恶心呕吐，呕出物为胃内容物，口渴，小便黄赤，严重时谵语，无排气排便。月经史无异常。

查体：T：39.2℃，P：100 次/分，R：25 次/分，BP：100/75mmHg。痛苦面容，墨菲征（－）。腹部稍膨隆，未及包块，肝脾肋下未及，脐周压痛，拒按。舌质红，苔黄燥，脉滑数。

辅助检查：血常规：白细胞总数 12×10^9/L，中性粒细胞 82%。X 线检查：小肠扩张积气，有大小不等的阶梯状气液平面。

要求：根据上述摘要，在答题卡上完成书面分析。

【参考答案】

中医疾病诊断（2分）：肠结。

中医证候诊断（2分）：肠腑热结证。

西医诊断（2分）：肠梗阻。

西医诊断依据（4分）：①患者有腹腔手术史。②饮食不节致腹痛腹胀，恶心呕吐。痛苦面容，墨菲征（-）。腹部稍膨隆，未及包块，肝脾肋下未及，脐周压痛，拒按。③血常规示白细胞总数、中性粒细胞升高。X线检查：小肠扩张积气，有大小不等的阶梯状气液平面。

中医治法（2分）：活血清热，通里攻下。

方剂（2分）：复方大承气汤加减。

药物组成、剂量及煎服法（2分）：炒莱菔子30g，桃仁9g，赤芍15g，厚朴15g，枳实9g，生大黄9g（后下），芒硝9g（冲服）。三剂，水煎服。日一剂，早晚分服。

西医治疗原则及方法（4分）：①治疗原则：解除局部的梗阻和纠正因梗阻引起的全身生理紊乱。②非手术治疗：禁食与胃肠减压；纠正水、电解质紊乱及酸碱失衡（静注葡萄糖等渗盐水，酌情补充必要的电解质）；防止感染和脓毒症（抗生素）；灌肠疗法（肥皂水灌肠）；穴位注射阿托品，腹部推拿按摩等。③手术治疗：非手术疗法病情未好转，则采取手术治疗。

病案(例)摘要28：

侯某，男，30岁，干部。2015年1月18日初诊。

患者进食大量油腻食物2小时后出现右上腹持续性胀痛并向右肩背部放射。现症：胁腹疼痛难忍，伴恶心呕吐，发热恶寒，口苦咽干，皮肤黄染，便秘尿赤。

查体：T：38.5℃，P：80次/分，R：20次/分，BP：115/75mmHg。右上腹压痛及肌紧张，可摸到肿大之胆囊，墨菲征阳性。舌质红，苔黄腻，脉弦滑。

辅助检查：血常规：白细胞12.5×10^9/L，中性粒细胞82%。血清转氨酶轻度升高，B超示胆囊增大、囊壁增厚，胆囊内多个强回声光团伴声影。

要求：根据上述摘要，在答题卡上完成书面分析。

【参考答案】

中医疾病诊断（2分）：胁痛。

中医证候诊断（2分）：肝胆湿热证。

西医诊断（2分）：胆石症。

西医诊断依据（4分）：①进食油腻食物后出现右上腹持续性胀痛并向右肩背部放射。②发热。右上腹压痛及肌紧张，可摸到肿大之胆囊，墨菲征阳性。③血常规示白细胞总数、中性粒细胞增高，血清转氨酶轻度升高，B超示胆囊增大、囊壁增厚，胆囊内多个强回声光团伴声影。

中医治法（2分）：清热利湿。

方剂（2分）：龙胆泻肝汤加减。

药物组成、剂量及煎服法（2分）：龙胆草6g，黄芩9g，栀子9g，泽泻12g，木通6g，当归3g，生地黄9g，柴胡6g，生甘草6g，车前子9g（包煎）。三剂，水煎服。日一剂，早晚分服。

西医治疗原则及方法（4分）：①手术治疗：腹腔镜胆囊切除术。②非手术治疗：解痉，止痛，消炎利胆，应用抗生素，纠正水、电解质紊乱及酸碱失衡等。溶石口服药物有鹅去氧胆酸和熊去氧胆酸。

病案(例)摘要 29：

高某，女，45 岁，已婚，工人。2016 年 2 月 8 日初诊。

患者双侧乳房肿块伴胀痛 6 个月。肿块和胀痛月经前明显，经后肿块稍有缩小，疼痛减轻，乳头有时有白色溢液，月经量少色淡，腰酸乏力。月经史无异常。

查体：双侧乳房有结节样及片块样肿块，按之疼痛，肿块质韧不硬，表面不规则，与周围组织分界不清。舌质淡，苔薄白，脉沉细。

辅助检查：B 超提示双侧乳房内散在多个不均匀的低回声区。

要求：根据上述摘要，在答题卡上完成书面分析。

【参考答案】

中医疾病诊断（2分）：乳癖。

中医证候诊断（2分）：冲任失调证。

西医诊断（2分）：乳腺增生病。

西医诊断依据（4分）：①双侧乳房肿块伴胀痛，月经前明显，经后肿块稍有缩小，疼痛减轻，乳头时有溢液。②双侧乳房有结节样及片块样肿块，按之疼痛，肿块质韧不硬，表面不规则，与周围组织分界不清。③B超提示双侧乳房内散在多个不均匀的低回声区。

中医治法（2分）：调理冲任，温阳化痰，活血散结。

方剂（2分）：二仙汤加减。

药物组成、剂量及煎服法（2分）：仙茅9g，淫羊藿9g，巴戟天9g，当归9g，黄柏4.5g，知母4.5g。三剂，水煎服。日一剂，早晚分服。

西医治疗原则及方法（4分）：①疏导情志，配合药物局部外敷、针灸、激光照射、磁疗等。②药物治疗：维生素类药物（口服维生素B_6、维生素E_1，或维生素A）、激素类药物（黄体酮、达那唑、丙酸睾酮等）。

病案(例)摘要30：

于某，女，48岁，干部。2016年4月8日初诊。

患者于2年前双手遇热后突发剧烈瘙痒，此后遇热或肥皂水烫洗后则双手皮肤局部剧烈瘙痒反复发作，时轻时重。现症：口干不欲饮，纳差，腹胀。月经史无异常。

查体：皮损色暗，粗糙肥厚，边界清楚，对称分布。舌质淡，苔白，脉弦细。

要求：根据上述摘要，在答题卡上完成书面分析。

【参考答案】

中医疾病诊断（2 分）：湿疮。

中医证候诊断（2 分）：血虚风燥证。

西医诊断（2 分）：湿疹。

西医诊断依据（4 分）：①双手遇热后突发剧烈瘙痒 2 年，遇热或肥皂水烫洗后则双手皮肤局部剧烈瘙痒。②皮损色暗，粗糙肥厚，边界清楚，对称分布。

中医治法（2 分）：养血润肤，祛风止痒。

方剂（2 分）：当归饮子加减。

药物组成、剂量及煎服法（2 分）：当归 9g，白芍 9g，川芎 9g，生地黄 9g，白蒺藜 9g，防风 9g，荆芥穗 9g，何首乌 5g，黄芪 5g，甘草 3g。三剂，水煎服。日一剂，早晚分服。

西医治疗原则及方法（4 分）：①治疗原则：止痒、抑制表皮细胞增生、促进真皮炎症浸润吸收。②常用药物：5%～10% 复方松馏油软膏、10%～20% 黑豆馏油软膏、皮质类固醇激素乳剂等。

病案(例)摘要31：

许某，女，46岁，已婚，教师。2015年10月22日初诊。

患者既往月经正常，2年前从外地移居本地后月经紊乱，周期20～90天，经期5～20天，经量多，末次月经2015年10月15日，量多，色深红，质黏稠，口渴烦热，小便黄，大便干结。

查体：T：36.6℃，P：72次/分，R：18次/分，BP：110/78mmHg。舌红，苔黄，脉洪数。

辅助检查：血常规：血红蛋白112g/L。B超检查：子宫附件未见明显异常。经前子宫内膜诊刮病理提示：子宫内膜简单型增生过长。

要求：根据上述摘要，在答题卡上完成书面分析。

【参考答案】

中医疾病诊断（2分）：崩漏。

中医证候诊断（2分）：血热（实热）证。

西医诊断（2分）：功能失调性子宫出血。

西医诊断依据（4分）：①月经紊乱，周期不规则，经期延长，经量过多。②血常规无异常。B超检查提示子宫附件未见明显异常。经前子宫内膜诊刮病理提示子宫内膜简单型增生过长。

中医治法（2分）：清热凉血，止血调经。

方剂（2分）：清热固经汤。

药物组成、剂量及煎服法（2分）：炙龟甲24g（先煎），牡蛎粉15g（包煎），清阿胶15g（陈酒炖冲），生地黄15g，地骨皮15g，焦山栀12g，生黄芩9g，地榆15g，陈棕炭9g，生藕节15g，生甘草3g。三剂，水煎服。日一剂，早晚分服。

西医治疗原则及方法（4分）：①治疗原则：止血、调整周期、减少经量、防止子宫内膜病变。②一般治疗：补充铁剂、维生素C、蛋白质，给予抗生素预防感染，加强营养，避免过劳，保证充分休息。③药物治疗：止血（雄激素）；调整月经周期（雌、孕激素联合法，后半周期疗法）。④手术治疗：子宫内膜切除术、子宫切除术。

病案(例)摘要32：

闫某，女，2岁。2015年12月10日初诊。

患儿1天前进食较杂，夜卧不安，凌晨突然发热，呕吐1次，为胃内容物，继之腹泻，大便为水样，泻下急迫，至就诊时4小时内已大便6次，量多，气味臭秽，可见黏液，小便色黄，量少，大便前后无哭闹。

查体：T：38.2℃，P：132次/分，R：36次/分。神志清，精神可，皮肤弹性略差，眼窝凹陷，心肺听诊（-），腹软，无压痛。舌质红，苔黄腻，指纹紫滞，现于风关。

辅助检查：血常规：白细胞7.9×10^9/L，中性粒细胞31%，淋巴细胞61%。大便常规：镜检未见异常，脂肪球（++）。

要求：根据上述摘要，在答题卡上完成书面分析。

【参考答案】

中医疾病诊断（2分）：小儿泄泻。

中医证候诊断（2分）：湿热泻。

西医诊断（2分）：小儿腹泻。

西医诊断依据（4分）：①患儿进食较杂后出现呕吐、腹泻，大便为水样，泻下急迫，量多次频。②发热，心率增快，呼吸急促，皮肤弹性略差，眼窝凹陷，心肺听诊（-），腹软，无压痛。③血常规示白细胞总数正常。大便常规：镜检未见异常，脂肪球（++）。

中医治法（2分）：清肠解热，化湿止泻。

方剂（2分）：葛根黄芩黄连汤加减。

药物组成、剂量及煎服法（2分）：葛根15g，甘草6g，黄芩9g，黄连9g。三剂，水煎服。日一剂，早晚分服。

西医治疗原则及方法（4分）：①饮食疗法：半流质易消化饮食。腹泻停止后，继续给予营养丰富的饮食，并每日加餐一次，共两周。②液体疗法：静脉补液：定性（120~150mL/kg）、定量（1/2张含钠液）、定速（先快后慢）、纠正酸中毒、钾的补充（10%氯化钾每日1~3mL/kg，浓度一般不超过0.3%）等。③药物治疗：微生态制剂（双歧杆菌、嗜乳酸杆菌等菌制剂）、肠黏膜保护剂（如蒙脱石粉）、补锌。

病案(例)摘要33：

患儿，女，5岁。2015年12月1日初诊。

患儿10天前无明显诱因出现发热，体温38℃左右，咳嗽，气促，就诊于附近诊所，静脉滴注抗生素8天，仍有咳嗽而来诊。现症：咳嗽无力，动则汗出，喉中痰鸣，时有低热，食欲不振，大便溏。

查体：T：37.4℃，P：112次/分，R：30次/分。面白少华，左下肺可闻及少许湿啰音。舌质淡，舌苔薄白，脉细无力。

辅助检查：血常规：白细胞 12.6×10^9/L，中性粒细胞73%。胸部X线片：双肺纹理增粗，左肺内带下部可见散在斑片影。

要求：根据上述摘要，在答题卡上完成书面分析。

【参考答案】

中医疾病诊断（2分）：肺炎喘嗽。

中医证候诊断（2分）：肺脾气虚证。

西医诊断（2分）：小儿肺炎。

西医诊断依据（4分）：①患儿发热、咳嗽、气促。②心率、呼吸增快，面白少华，双肺听诊呼吸音粗糙，可闻及少许中细湿啰音。③血常规：白细胞总数、中性粒细胞增多。胸部X线片：双肺纹理增粗，右肺可见散在斑片状阴影。

中医治法（2分）：补肺健脾，益气化痰。

方剂（2分）：人参五味子汤加减。

药物组成、剂量及煎服法（2分）：人参3g，白术5g，白茯苓3g，五味子2g，麦冬3g，炙甘草3g。三剂，水煎服。日一剂，早晚分服。

西医治疗原则及方法（4分）：①抗生素治疗：首选青霉素或羟氨苄青霉素。②对症治疗：保持呼吸道通畅，及时清除鼻咽分泌物和吸痰，使用祛痰剂，雾化吸入；保证液体摄入量，有利于痰液排出；减慢心率。

病案(例)摘要34：

崔某，女，31岁，已婚，教师。2016年1月28日初诊。

患者平素月经正常，喜食辛辣。末次月经2015年11月20日，停经后早孕反应明显，自测尿妊娠试验阳性，近1周少量阴道出血，色深红，腰腹部坠胀作痛，不喜温、按，心烦少寐，渴喜冷饮，手足心热，便秘溲赤。

查体：T：36.2℃，P：80次/分，R：21次/分，BP：112/84mmHg。舌红苔黄，脉滑数。

辅助检查：B超示：宫内妊娠，胚胎存活。

要求：根据上述摘要，在答题卡上完成书面分析。

【参考答案】

中医疾病诊断（2分）：胎动不安。

中医证候诊断（2分）：血热证。

西医诊断（2分）：先兆流产。

西医诊断依据（4分）：①停经，尿妊娠试验阳性。妊娠期间少量阴道出血，腰腹部坠胀作痛。②B超示宫内妊娠，胚胎存活。

中医治法（2分）：滋阴清热，养血安胎。

方剂（2分）：保阴煎加味。

药物组成、剂量及煎服法（2分）：生地黄4.5g，熟地黄4.5g，黄芩4.5g，黄柏4.5g，白芍4.5g，山药4.5g，续断4.5g，甘草3g，桑寄生10g，苎麻根10g。三剂，水煎服。日一剂，早晚分服。

西医治疗原则及方法（4分）：①卧床休息，减少活动，禁止性生活，避免不必要的阴道检查。②黄体酮肌注每日一次，每次10~20mg；绒毛膜促性腺激素注射，隔日一次，每次2000U；也可口服维生素E保胎。③若经治疗症状不缓解或反而加重，则进行B超及血HCG测定，根据情况，给予相应处理。

病案(例)摘要35：

刘某，女，8岁。2015年1月9日初诊。

2天前患儿出现发热，鼻塞流涕，偶咳，自服感冒冲剂效果不佳，1天前发现皮肤皮疹，胸背部皮肤瘙痒，部分结痂。

查体：T：38.2℃，P：96次/分，R：24次/分。精神可，面红润，躯干部可见散在红色丘疹及疱疹，疱浆清亮，少许结痂，全身淋巴结无肿大，咽充血，双侧扁桃体Ⅰ度肿大，心肺未见异常，腹软，肝脾未触及。舌质淡，苔薄白，脉浮数。

辅助检查：血常规：白细胞4.6×10^9/L，中性粒细胞45%，淋巴细胞53%。

要求：根据上述摘要，在答题卡上完成书面分析。

【参考答案】

中医疾病诊断（2分）：水痘。

中医证候诊断（2分）：邪郁肺卫证。

西医诊断（2分）：水痘。

西医诊断依据（4分）：①患儿有发热，鼻塞流涕，咳嗽等前驱期症状。②躯干部可见散在红色丘疹及疱疹，疱浆清亮，少许结痂，全身淋巴结无肿大，咽充血，双侧扁桃体Ⅰ度肿大。③血常规示白细胞总数稍低。

中医治法（2分）：疏风清热，解毒利湿。

方剂（2分）：银翘散加减。

药物组成、剂量及煎服法（2分）：连翘30g，金银花30g，苦桔梗18g，薄荷18g（后下），淡竹叶12g，生甘草15g，荆芥穗12g，淡豆豉15g，牛蒡子18g。三剂，水煎服。日一剂，早晚分服。

西医治疗原则及方法（4分）：①治疗原则：以对症治疗为主，必要时可应用抗病毒药物，同时注意防治并发症。②对症治疗：胸背部瘙痒处应用炉甘石洗剂。

病案(例)摘要36：

孙某，女，45岁，已婚，干部。2015年9月18日初诊。

患者既往有右上腹反复疼痛病史。2天前又出现右上腹疼痛，逐渐加重，今晨起出现畏寒发热而前来就诊。现症：右上腹硬满灼痛，痛而拒按，不能进食，大便干燥，小便黄赤，四肢厥冷。

查体：T：39.5℃，P：108次/分，R：25次/分，BP：110/60mmHg。神情淡漠，巩膜及皮肤黄染，上腹饱满，右上腹压痛拒按，可触及肿大的胆囊，墨菲征阳性。舌质红绛，苔黄燥，脉弦数。

辅助检查：血常规：白细胞21.0×10^9/L，中性粒细胞90%；肝功：血清总胆红素86μmol/L，间接胆红素36μmol/L，直接胆红素50μmol/L。B超：提示胆囊增大，胆囊壁增厚，不光滑，胆囊内多个强回声光团伴声影，胆总管扩张，远端梗阻。

要求：根据上述摘要，在答题卡上完成书面分析。

【参考答案】

中医疾病诊断（2分）：胁痛。

中医证候诊断（2分）：肝胆脓毒证。

西医诊断（2分）：胆石症。

西医诊断依据（4分）：①右上腹反复疼痛病史。②高热，心率、呼吸增快。巩膜及皮肤黄染，上腹饱满，右上腹压痛拒按，可触及肿大的胆囊，墨菲征阳性。③血常规：白细胞总数、中性粒细胞增高。肝功：血清总胆红素、间接胆红素、直接胆红素均增高。B超提示胆囊增大，胆囊壁增厚，不光滑。胆囊内多个强回声光团伴声影，胆总管扩张，远端梗阻。

中医治法（2分）：泻火解毒，养阴利胆。

方剂（2分）：茵陈蒿汤合黄连解毒汤加减。

药物组成、剂量及煎服法（2分）：茵陈18g，栀子12g，大黄6g，黄连9g，黄芩6g，黄柏6g。三剂，水煎服。日一剂，早晚分服。

西医治疗原则及方法（4分）：①非手术治疗：解痉，止痛，消炎利胆，应用抗生素，纠正水、电解质紊乱及酸碱失衡等。溶石口服药物有鹅去氧胆酸和熊去氧胆酸。②手术治疗：胆肠吻合术、胆囊切除术。

第二站　基本操作

第一部分　中医技术操作

一、针灸常用腧穴

考查针灸穴位体表定位。本类考题与本部分第二、三考题 3 选 1 抽题作答,每份试卷 1 题,每题 10 分,共 10 分。

1. 叙述并指出丰隆、期门、水沟的定位。

【参考答案】

丰隆：在小腿外侧，外踝尖上8寸，胫骨前肌外缘，条口旁开1寸。

期门：在胸部，第6肋间隙，前正中线旁开4寸。

水沟：在面部，人中沟的上1/3与下2/3交界点处。

2. 叙述并指出内关、照海、大椎的定位。

【参考答案】
内关：在前臂前区，腕掌侧远端横纹上 2 寸，掌长肌腱与桡侧腕屈肌腱之间。
照海：在踝区，内踝尖下 1 寸，内踝下缘边际凹陷中。
大椎：在脊柱区，第 7 颈椎棘突下凹陷中，后正中线上。

3. 叙述并指出足三里、支沟、地仓的定位。

【参考答案】

足三里：在小腿外侧，犊鼻下3寸，胫骨前嵴外一横指处，犊鼻与解溪连线上。

支沟：在前臂后区，腕背侧远端横纹上3寸，尺骨与桡骨间隙中点。

地仓：在面部，口角旁开0.4寸。

4. 叙述并指出膈俞、公孙、合谷的定位。

【参考答案】

膈俞：在脊柱区，第 7 胸椎棘突下，后正中线旁开 1.5 寸。

公孙：在跖区，第 1 跖骨基底部的前下方赤白肉际处。

合谷：在手背，第 1、2 掌骨间，当第 2 掌骨桡侧的中点处。简便取穴法：以一手的拇指指间关节横纹放在另一手拇、食指之间的指蹼缘上，当拇指尖下是穴。

5. 叙述并指出孔最、阴陵泉、听宫的定位。

【参考答案】

孔最：在前臂前区，腕掌侧远端横纹上7寸，尺泽与太渊连线上。

阴陵泉：在小腿内侧，胫骨内侧髁下缘与胫骨内侧缘之间的凹陷中。

听宫：在面部，耳屏正中与下颌骨髁突之间的凹陷中。

6. 叙述并指出命门、关元、委中的定位。

【参考答案】

命门：在脊柱区，第 2 腰椎棘突下凹陷中，后正中线上。

关元：在下腹部，脐中下 3 寸，前正中线上。

委中：在膝后区，腘横纹中点。

二、针灸临床技术操作

考查针灸、拔罐、推拿等临床技术操作。本类考题与本部分第一、三考题 3 选 1 抽题作答,每份试卷 1 题,每题 10 分,共 10 分。

1. 叙述并演示毫针提插泻法的操作。

【参考答案】
①进针,行针得气。②先深后浅,轻插重提,提插幅度大,频率快。③反复提插。④操作时间长。

2. 叙述并演示弹针的操作。

【参考答案】
①进针后刺入一定深度。②以拇指与食指相交呈环状,食指指甲缘轻抵拇指指腹。③弹叩针柄:将食指指甲面对准针柄或针尾,轻轻弹叩,使针体微微震颤。也可以拇指与其他手指配合进行操作。④弹叩数次。

3. 叙述并演示回旋灸的操作。

【参考答案】

①选取适宜体位,充分暴露待灸腧穴。②点燃艾卷:选用纯艾卷,将其一端点燃。③燃艾施灸:术者手持艾卷的中上部,将艾卷燃烧端对准腧穴,与施灸部位的皮肤保持相对固定的距离(一般在3cm左右),左右平行移动或反复旋转施灸,动作要匀速。若遇到小儿或局部知觉减退者,术者应以食指和中指,置于施灸部位两侧,通过医者的手指来测知患者局部受热程度,以便随时调节施灸时间和距离,防止烫伤。④把握灸量:灸至皮肤出现红晕,有温热感而无灼痛为度,一般灸5~10分钟。⑤灸毕熄灭艾火。

4. 叙述并演示掌根揉法的操作。

【参考答案】
　　肘关节微屈，腕关节放松并略背伸，手指自然弯曲，亦可双掌重叠，以掌根部附着于施术部位。以肘关节为支点，前臂做主动运动，带动腕及手掌连同前臂做小幅度的回旋揉动，并带动该处的皮下组织一起运动。

5. 演示毫针刺法的角度并叙述其适用范围。

【参考答案】

①直刺：进针时针身与皮肤表面呈90°垂直刺入，适用于大部分的腧穴。②斜刺：进针时针身与皮肤表面呈45°左右倾斜刺入，适用于肌肉浅薄处或内有重要脏器，或不宜直刺、深刺的腧穴。③进针时针身与皮肤表面呈15°左右沿皮刺入，适用于皮薄肉少部位的腧穴。

6. 叙述并演示雀啄灸的操作。

【参考答案】

①选取适宜体位,充分暴露待灸腧穴。②点燃艾卷:选用纯艾卷,将其一端点燃。③术者手持艾卷的中上部,将艾卷燃烧端对准腧穴,像麻雀啄米样一上一下移动,使艾卷燃烧端与皮肤的距离远近不一。动作要匀速,起落幅度应大小一致。④燃艾施灸,如此反复操作,给予施灸局部以变量刺激,若遇到小儿或局部知觉减退者,术者应以食指和中指,置于施灸部位两侧,通过医者的手指来测知患者局部受热程度,以便随时调节施灸时间和距离,防止烫伤。⑤把握灸量:灸至皮肤出现红晕,有温热感而无灼痛为度,一般灸5~10分钟。⑥灸毕熄灭艾火。

三、中医望、闻、切诊技术的操作

叙述并演示中医望、闻、切诊技术的具体操作方法。本类考题与本部分第一、二考题3选1抽题作答,每份试卷1题,每题10分,共10分。

1. 叙述并演示望神的内容和意义。

【参考答案】

首先,应观察眼睛的明亮度;其次,应观察眼球的运动度。医者可将食指竖立在患者眼前,并嘱患者眼睛随其食指做上下左右移动。具体操作时医者可将食指竖立在患者眼前,并嘱患者眼睛随医者的食指做上下左右移动。若患者眼球移动灵活是有神的表现,反之,若移动迟钝或不能移动均为失神的表现。然后,观察患者思维意识是否正常,有无神志不清或模糊、昏迷或昏厥等;精神状态是否正常,有无精神不振、萎靡、烦躁、错乱等;观察患者面部表情是丰富自然还是淡漠无情,有无痛苦、呆钝等表现。最后得出病人得神、少神、失神或假神等结论。

2. 叙述并演示中医舌诊的操作。

【参考答案】

①医者的姿势可略高于病人,保证视野平面略高于病人的舌面,以便俯视舌面。②注意光线必须直接照射于舌面,使舌面明亮,以便于正确进行观察。③先察舌质,再察舌苔。察舌质时先查舌色,次察舌形,再察舌态。查舌苔时,先察苔色,次察苔质,再察舌苔分布。对舌分部观察时,先看舌尖,再看舌中舌边,最后观察舌根部。④望舌时做到迅速敏捷,全面准确,时间不可太长,若一次望舌判断不准确,可让病人休息3~5分钟后重新望舌。⑤对病人伸舌时不符合要求的姿势,医生应予以纠正。⑥当舌苔过厚,或者出现与病情不相符合的苔质、苔色时,为确定其有根、无根,或是否染苔等,可结合揩舌或刮舌法,也可直接询问患者在望舌前的饮食、服用药物等情况,以便正确判断。⑦望舌过程中还可穿插对舌部味觉、感觉等情况的询问,以便全面掌握舌诊资料。⑧观察舌下络脉:嘱病人尽量张口,舌尖向上腭方向翘起并轻轻抵于上腭,舌体自然放松,勿用力太过,使舌下络脉充分暴露。首先观察舌系带两侧大络脉的颜色、长短、粗细,有无怒张、弯曲等异常改变,然后观察周围细小络脉的颜色和形态有无异常。

3. 叙述并演示诊尺肤的操作。

【参考答案】

按尺肤时受检者可采取坐位或仰卧位。诊左尺肤时,医生用右手握住病人上臂近肘处,左手握住病人手掌,同时向桡侧转前臂,使前臂内侧面向上平放,尺肤部充分暴露,医生用指腹或手掌平贴尺肤处并上下滑动来感觉尺肤的寒热、滑涩、缓急(紧张度)。诊右尺肤时,医生操作手法同上,左、右手置换位置,方向相反。

4. 叙述并演示中医脉诊的操作。

【参考答案】

(1) 医生指法：①选指：用左手或右手的食指、中指和无名指三个手指指目诊察。诊脉者的手指指端要平齐，手指略呈弓形，与受诊者体表约呈 45°为宜。②布指：中指定关，先以中指按在掌后高骨内侧动脉处，然后食指按在关前定寸，无名指按在关后定尺。布指的疏密要与患者手臂长短与医生手指粗细相适应。定寸时可选取太渊穴所在位置，定尺时可考虑按寸到关的距离确定关到尺的长度以明确尺的位置。③运指：运用指力的轻重、挪移及布指变化以体察脉象，常用的指法有举、按、寻、循、总按和单诊等，注意诊察患者的脉位（浮沉、长短）、脉次（至数与均匀度）、脉形（大小、软硬、紧张度等）、脉势（强弱与流利度）及左右手寸关尺各部表现。

(2) 平息：医生保持呼吸调匀，清心宁神，可以自己的呼吸计算病人的脉搏至数，另一方面，平息有利于医生思想集中，可以仔细地辨别脉象。

(3) 切脉时间：一般每次诊脉每手应不少于 1 分钟，两手以 3 分钟左右为宜。诊脉时应注意每次诊脉的时间至少应在五十动。

5. 叙述并演示小儿指纹的检查方法。

【参考答案】

让家长抱小儿于光线明亮处,医生用左手拇指和食指握住小儿食指末端,以右手拇指在小儿食指掌侧前缘从指尖向指根部推擦数次,即从命关向气关、风关直推,络脉愈推愈明显,直至医者可以看清络脉为止,注意用力要适中,以络脉可以显见为宜。病重患儿,络脉十分显著,不推即可观察。

6. 叙述并演示中医脉诊时对病人的体位要求。

【参考答案】

患者取正坐位或仰卧位，前臂自然向前平展，与心脏置于同一水平，手腕伸直，手掌向上，手指微微弯曲，在腕关节下面垫一松软的脉枕，使寸口部位充分伸展，局部气血畅通，便于诊察脉象。

第二部分 体格检查

叙述并演示西医体格检查的具体操作方法。每份试卷 2 题,每题 5 分,共 10 分。

1. 叙述并演示汞柱式血压计测量、巴宾斯基征的检查方法。

【参考答案】

(1) 汞柱式血压计测量：被检查者安静休息至少 5 分钟，采取坐位或仰卧位，裸露右上臂，伸直并外展45°，肘部置于与右心房同一水平（坐位平第 4 肋软骨，仰卧位平腋中线）。让受检者脱下该侧衣袖，露出手臂，将袖带平展地缚于上臂，袖带下缘距肘窝横纹 2～3cm，松紧适宜。检查者先于肘窝处触知肱动脉搏动，将听诊器体件置于肱动脉上，轻压听诊器体件。然后用橡皮球将空气打入袖带，待动脉音消失，再将汞柱升高 20～30mmHg，开始缓慢（2～6mmHg/s）放气，听到第一个声音时所示的压力值是收缩压；继续放气，声音消失时血压计上所示的压力值是舒张压（个别声音不消失者，可采用变音值作为舒张压并加以注明）。测压时双眼平视汞柱表面，根据听诊结果读出血压值。

(2) 巴宾斯基征：嘱被检者仰卧，髋、膝关节伸直，医师左手握其踝部，右手用叩诊锤柄部末端钝尖部，在足底外侧从后向前快速轻划至小趾根部，再转向𝇁趾侧。正常出现足趾向跖面屈曲，称巴宾斯基征阴性。如出现𝇁趾背伸，其余四趾呈扇形分开，称巴宾斯基征阳性。

2. 叙述并演示肺下界叩诊、对光反射的检查方法。

【参考答案】

(1) 肺下界叩诊：被检查者取坐位或仰卧位，检查者采用间接叩诊法，自上而下沿肋间进行叩诊。正常成年人右肺下界在右侧锁骨中线、腋中线、肩胛线分别为第6、8、10肋间。左肺下界除在左锁骨中线上变动较大（有胃泡鼓音区）外，其余与右侧大致相同。

(2) 对光反射：用手电筒照射瞳孔，观察其前后的反应变化，正常人受照射光刺激后，双侧瞳孔立即缩小，移开照射光后双侧瞳孔随即复原。对光反射分为：①直接对光反射，即电筒光直接照射一侧瞳孔，该侧瞳孔立即缩小，移开光线后瞳孔迅速复原。②间接对光反射，即用手隔开双眼电筒光照射一侧瞳孔后，另一侧瞳孔也立即缩小，移开光线后瞳孔迅速复原。

3. 叙述并演示甲状腺后位触诊、心脏瓣膜听诊区的检查方法。

【参考答案】

（1）甲状腺后位触诊：一手食、中指施压于一侧甲状软骨，将气管推向对侧，另一手拇指在对侧胸锁乳突肌后缘向前推挤甲状腺，食、中指在其前缘触诊甲状腺，配合吞咽动作，重复检查。用同样方法检查另一侧甲状腺。

（2）心脏瓣膜听诊区：①二尖瓣区：一般位于第5肋间左锁骨中线内侧。②主动脉瓣区：位于胸骨右缘第2肋间，主动脉瓣狭窄时的收缩期杂音在此区最响。③主动脉瓣区第二听诊区：位于胸骨左缘第3~4肋间，主动脉瓣关闭不全时的舒张期杂音在此区最响。④肺动脉瓣区：在胸骨左缘第2肋间隙。⑤三尖瓣区：在胸骨体下端近剑突偏右或偏左处。

4. 叙述并演示淋巴结的触诊顺序、拉塞格征的检查方法。

【参考答案】

（1）淋巴结的触诊顺序：耳前、耳后、乳突区、枕骨下区、颌下、颏下、颈后三角、颈前三角、锁骨上窝、腋窝、滑车上、腹股沟、腘窝等。检查时如发现有肿大的淋巴结，应记录其数目、大小、质地、移动度，表面是否光滑，有无红肿、压痛和波动，是否有瘢痕、溃疡和瘘管等。

（2）拉塞格征：被检查者取仰卧位，双下肢伸直，检查者一手压在被检查者一侧膝关节上，使下肢保持伸直，另一手将该下肢抬起，正常可抬高 70°以上，如不到 30°即出现由上而下的放射性疼痛为阳性。以同样的方法再检查另一侧。

5. 叙述并演示气管检查、膝反射的检查方法。

【参考答案】

（1）气管检查：让被检查者取坐位或仰卧位，头颈部保持自然正中位置，检查者分别将右手的食指和无名指置于两侧胸锁关节上，中指在胸骨上切迹部位置于气管正中，观察中指是否在食指和无名指的中间，如中指与食指、无名指的距离不等，则表示有气管移位。也可将中指置于气管与两侧胸锁乳突肌之间的间隙内，根据两侧间隙是否相等来判断气管有无移位。

（2）膝反射：被检查者取坐位，小腿完全松弛下垂，或让被检查者取仰卧位，检查者在其腘窝处托起下肢，使髋、膝关节屈曲，用叩诊锤叩击髌骨下方之股四头肌肌腱，正常时出现小腿伸展，反射中枢在腰髓 2～4 节。

6. 叙述并演示腹壁反射、肱二头肌反射的检查方法。

【参考答案】

（1）腹壁反射：嘱被检查者仰卧，两下肢稍屈曲，腹壁放松，医师用钝头竹签分别沿肋缘下（胸髓7~8节）、脐水平（胸髓9~10节）及腹股沟上（胸髓11~12节）的方向，由外向内轻划两侧腹壁皮肤（即上、中、下腹壁反射），正常人于受刺激部位出现腹肌收缩。

（2）肱二头肌反射：检查者以左手托扶被检查者屈曲的肘部，将拇指置于肱二头肌肌腱上，右手用叩诊锤叩击左手拇指指甲，正常时前臂快速屈曲，反射中枢在颈髓5~6节。

7. 叙述并演示鼻窦检查、心左界叩诊的检查方法。

【参考答案】

(1) 鼻窦检查：检查额窦压痛时，一手扶住被检查者枕后，另一手拇指或食指置于眼眶上缘内侧，用力向后上方按压。检查上颌窦压痛时，双手拇指置于被检查者颧部，其余手指分别置于被检查者的两侧耳后，固定其头部，双拇指向后方按压。检查筛窦压痛时，双手扶住被检查者两侧耳后，双拇指分别置于鼻根部与眼内眦之间，向后方按压。蝶窦因位置较深，不能在体表进行检查。

(2) 心左界叩诊：被检查者取坐位时，宜保持上半身直立姿势，平稳呼吸，检查者面对被检查者，左手叩诊板指一般与心缘平行（与肋骨垂直）。从心尖搏动最强点外 2~3cm 处开始，沿肋间由外向内，叩诊音由清变浊时翻转板指，在板指中点相应的胸壁处用标记笔作一标记。如此自下而上，叩至第二肋间，分别标记。

8. 叙述并演示心脏听诊顺序、脾脏触诊的检查方法。

【参考答案】

(1) 心脏听诊顺序：按各瓣膜病变好发部位的顺序进行：二尖瓣区→肺动脉瓣区→主动脉瓣区→主动脉瓣第二听诊区→三尖瓣区（或二尖瓣区→主动脉瓣区→主动脉瓣第二听诊区→肺动脉瓣区→三尖瓣区）。

(2) 脾脏触诊：脾脏明显肿大而位置较表浅时，用单手浅部触诊即可触及。如肿大的脾脏位置较深，则用双手触诊法进行检查。被检者取仰卧位，双腿稍屈曲，医师左手绕过被检者腹部前方，手掌置于其左腰部第 9~11 肋处，将脾从后向前托起。右手掌平放于上腹部，与肋弓成垂直方向，以稍弯曲的手指末端轻压向腹部深处，随被检者腹式呼吸运动，由下向上逐渐移近左肋弓，直到触及脾缘或左肋缘。脾脏轻度肿大而仰卧位不易触及时，可嘱被检者改为右侧卧位，右下肢伸直，左下肢屈髋、屈膝，用双手触诊较易触及。触及脾脏后应注意其大小、质地、表面形态、有无压痛及摩擦感等。

9. 叙述并演示移动性浊音、肱三头肌反射的检查方法。

【参考答案】

（1）移动性浊音：当腹腔内有较多游离液体（在 1000mL 以上）时，如患者仰卧位，液体因重力作用多积聚于腹腔低处，含气的肠管漂浮其上，故叩诊腹中部呈鼓音，腹部两侧呈浊音；在患者侧卧位时，液体随之流动，叩诊上侧腹部转为鼓音，下侧腹部呈浊音。这种因体位不同而出现浊音区变动的现象，称移动性浊音。

（2）肱三头肌反射：医师让检查者半屈肘关节，上臂稍外展，而后用左手托其肘部，右手用叩诊锤直接叩击尺骨鹰嘴突上方的肱三头肌肌腱附着处，正常时肱三头肌收缩，出现前臂伸展，反射中枢为颈髓 7~8 节。

10. 叙述并演示布鲁津斯基征、单手肝脏触诊的检查方法。

【参考答案】

(1) 布鲁津斯基征:被检查者去枕仰卧,双下肢自然伸直,检查者左手托患者枕部,右手置于患者胸前,使颈部前屈,如两膝关节和髋关节反射性屈曲为阳性。以同样的方法检查另一侧。

(2) 单手肝脏触诊:检查时被检查者取仰卧位,双腿稍屈曲,使腹壁松弛,检查者位于被检查者右侧,将右手掌平放于被检查者右侧腹壁上,腕关节自然伸直,四指并拢,掌指关节伸直,以食指前端的桡侧或食指与中指指端对着肋缘,自髂前上棘连线水平,分别沿右锁骨中线、前正中线自下而上触诊。被检查者吸气时,右手随腹壁隆起抬高,但上抬速度要慢于腹壁的隆起,并向季肋缘方向触探肝缘。呼气时,腹壁松弛并下陷,触诊手应及时向腹深部按压,如肝脏肿大,则可触及肝下缘从手指端滑过。若未触及,则反复进行,直至触及肝脏或肋缘。

11. 叙述并演示阑尾炎压痛与反跳痛、浮髌试验的检查方法。

【参考答案】

（1）阑尾炎压痛与反跳痛检查：阑尾点又称麦氏点，位于右髂前上棘与脐连线外 1/3 与中 1/3 交界处。触诊时，由浅入深进行按压，如发生疼痛，称为压痛。在检查到压痛后，手指稍停片刻，使压痛感趋于稳定，然后将手突然抬起，此时如患者感觉腹痛骤然加剧，并有痛苦表情，称为反跳痛。

（2）浮髌试验：被检查者取平卧位，下肢伸直放松，检查者左手拇指和其余四指分别固定在患膝关节上方两侧，并加压压迫髌上囊，使关节液集中于髌骨底面，右手拇指和其余四指分别固定在患膝关节下方两侧，用右手食指连续垂直向下按压髌骨数次，压下时有髌骨与关节面的碰触感，松手时有髌骨随手浮起感，即为浮髌试验阳性。

12. 叙述并演示从右锁骨中线叩诊肝浊音界、脊柱压痛的检查方法。

【参考答案】

(1) 从右锁骨中线叩诊肝浊音界:肝脏叩诊时用间接叩诊法,被检查者取仰卧位。检查者沿右锁骨中线由肺区往下叩向腹部,当清音转为浊音时,即为肝上界,此处相当于被肺遮盖的肝顶部,故又称肝相对浊音界;再往下轻叩,由浊音转为实音时,此处肝脏不被肺遮盖,直接贴近胸壁,称肝绝对浊音界;继续往下叩,由实音转为鼓音处,即为肝下界。定肝下界时,也可由腹部鼓音区沿右锁骨中线向上叩,当鼓音转为浊音处即是。体形匀称型者,正常肝上界在右锁骨中线上第5肋间,下界位于右季肋下缘。右锁骨中线上肝浊音区上下径之间的距离为9~11cm。瘦长型者肝上下界均可低一个肋间,矮胖型者则可高一个肋间。

(2) 脊柱压痛:检查有无脊柱压痛时,嘱被检查者取端坐位,身体稍向前倾。检查者以右手拇指从枕骨粗隆开始自上而下逐个按压脊椎棘突及椎旁肌肉,正常时每个棘突及椎旁肌肉均无压痛。胸、腰椎病变,如结核、椎间盘突出、外伤或骨折时,相应的脊椎棘突有压痛。椎旁肌肉有压痛,多为腰背肌纤维炎或劳损。

13. 叙述并演示桡骨骨膜反射、凯尔尼格征的检查方法。

【参考答案】
（1）桡骨骨膜反射：检查者左手托住被检查者腕部，并使腕关节自然下垂，用叩诊锤轻叩桡骨茎突，正常时肱桡肌收缩，出现屈肘和前臂旋前，反射中枢在颈髓 5~6 节。
（2）凯尔尼格征：被检查者去枕仰卧，一腿伸直，检查者将另一下肢先屈髋、屈膝成直角，然后抬小腿伸直其膝部，正常人膝关节可伸 135°以上，如小于 135°时就出现抵抗，且伴有疼痛及屈肌痉挛为阳性。以同样的方法再检查另一侧。

第三部分 西医基本操作

考查无菌操作、基本心肺复苏术等常用西医基本操作技能。每份试卷 1 题,每题 10 分,共 10 分。

1. 叙述并演示戴无菌手套的操作。

【参考答案】

①穿无菌手术衣、戴口罩后,选取合适手套号码并核对灭菌日期。②用手套袋内无菌滑石粉包轻轻敷擦双手,使之滑润。③左手捏住两只手套翻折部分,提出手套,使两只手套拇指相对,右手先插入手套内,再用,戴好手套的右手2~5指插入左手手套的翻折部内,帮助左手插入手套内,然后将手套翻折部翻回盖住手术衣袖口。④用无菌盐水冲净手套外面的滑石粉。⑤在手术开始前应将双手举于胸前,切勿任意下垂或高举。

2. 叙述并演示有创伤口换药的操作。

【参考答案】

①去除敷料。先用手取下外层敷料（勿用镊子），再用1把镊子取下内层敷料。揭除内层敷料应轻巧，一般应沿伤口长轴方向揭除，若敷料干燥并粘贴在创面上则不可硬揭，应先用生理盐水浸湿后再揭去，以免创面出血。②双手执镊，左手镊子从换药碗中夹无菌物品，并传递给右手镊子，两镊不可相碰。③注意观察创面分泌物多少、色泽以及有无线头、异物及坏死组织、创面肉芽及创缘表皮生长情况等。先用盐水棉球拭净创面周围皮肤上的分泌物并消毒创面周围皮肤2~3次，再用盐水棉球蘸吸清除创口内的分泌物，创口内的线头、异物及坏死组织应予清除。④用75%酒精棉球由内向外消毒伤口及周围皮肤，沿切口方向，范围距切口3~5cm，擦拭2~3遍。再由内向外在伤口周围消毒2次，消毒范围应大于敷料覆盖的范围。⑤无菌敷料覆盖伤口，距离切口边缘3cm以上，一般用8~10层纱布，胶布固定，贴胶布方向应与肢体或躯干长轴垂直。

3. 叙述并演示全身手术区消毒的操作。

【参考答案】

①手术前皮肤准备：不同的手术对病人手术区域的皮肤准备不同。一般外科手术，病人最好在手术前一天下午洗浴，并用肥皂清洗皮肤。如皮肤上有较多油脂或胶布粘贴的残迹，可先用松节油或75%酒精擦净。②术区剃毛：主张当日术前剃毛。若毛发细小可不剃。不宜在手术室内剃毛。最好采用专用粘布粘贴法除毛。③消毒剂：目前国内普遍使用0.5%碘伏作为皮肤消毒剂。也可用2.5%碘酊消毒，待干后再用75%酒精涂擦2~3遍以脱碘。面部、口腔、肛门及外生殖器等处消毒，不可用碘酊。④消毒方法：准备好消毒用品（卵圆钳、消毒剂、棉球或纱布），皮肤消毒先用碘伏（或0.5%安尔碘）棉球或小纱布团由手术区中心向四周顺序涂擦3遍，第二、三遍都不能超出上一遍的范围。如为感染伤口或会阴、肛门等处手术，则应从外周向感染伤口或会阴肛门处涂擦。消毒范围应包括手术切口周围半径15cm的区域。

4. 叙述并演示脱隔离衣的操作。

【参考答案】

①解开腰带,在前面打一活结。②解开两袖口,在肘部将部分袖子套塞入袖内,便于消毒双手。③消毒清洗双手后,解开领扣,右手伸入左手腕部套袖内,拉下袖子过手;用遮盖着的左手握住右手隔离衣袖子的外面,将右侧袖子拉下,双手转换渐从袖管中退出。④用左手自衣内握住双肩肩缝撒右手,再用右手握住衣领外面反折,脱出左手。⑤左手握住领子,右手将隔离衣两边对齐,挂在衣钩上。若挂在半污染区,隔离衣的清洁面向外;若挂在污染区,则污染面朝外。

5. 叙述并演示口对口人工呼吸的操作。

【参考答案】

施救者一只手的拇指和食指捏住患者鼻翼,用小鱼际肌按患者前额,另一只手固定患者下颌,开启口腔。施救者双唇严密包住患者口唇,平静状态下缓慢吹气,吹气时观察胸廓是否隆起。吹气时间每次不少于 1 秒,每次送气量 500~600mL,以胸廓抬起为有效。吹气完毕,松开患者口鼻,使患者的肺和胸廓自然回缩,将气体排出,重复吹气一次,与心脏按压交替进行,吹气按压比为 2:30。

6. 叙述并演示胸外按压的操作。

【参考答案】

①按压部位：两乳头连线中点（胸骨中下半段）。②按压方法：用左手掌根部紧贴患者的胸部，右手掌根部重叠其上，两手手指相扣，左手五指翘起。上半身稍向前倾，双肩位于患者正上方，保持前臂与患者胸骨垂直，双臂伸直（肘关节伸直），用上半身力量用力垂直向下按压，放松时要使胸壁充分回复，放松时掌根不能离开胸壁。③按压要求：按压深度，成人胸骨下陷 5~6cm，按压频率 100~120 次/分，压放时间比为 1:1。连续按压 30 次后给予人工呼吸 2 次，多位施救者在现场心肺复苏时，每 2 分钟或 5 个心肺复苏循环后，应相互轮换按压，以保证按压质量。

7. 叙述并演示胸腰椎损伤的搬运。

【参考答案】

①在搬动时,尽可能减少不必要的活动,以免引起或加重脊髓损伤。②正确的搬运,应由3人采用平卧式搬运法。伤员仰卧位,头部、颈部、躯干、骨盆应以中心直线位,脊柱不能屈曲或扭转,在脊柱无旋转外力的情况下,三人在伤员的同侧,动作一致地用手平托伤员的头、胸、腰、臀、腿部,平抬平放至硬质担架(木板)上,然后在伤员的身体两侧用枕头或衣物塞紧,用固定带将伤员绑在硬质担架(木板)上,保持脊柱伸直位。③如只有软担架时,则宜取俯卧位,以保持脊柱的平直,防止脊柱屈曲。④绝对禁止一人拖肩一人抬腿搬动伤员或一人背送伤员的错误搬运法。

第三站　临床答辩

第一部分　中医问诊答辩

根据试题提供的"患者主诉",回答如何询问现病史及相关病史。每份试卷 1 题,每题 10 分,共 10 分。

1. 患者，女，18岁。恶寒、发热1天。

【参考答案】

(1) 现病史

1) 根据主诉了解从发病到就诊前疾病的发生、发展变化、诊治经过及相关的鉴别诊断。

①询问发病时间、起病缓急、病因和诱因。

②了解恶寒发热的程度、持续时间、加重与缓解因素。

③是否有头痛、咳嗽、咽痒、流涕等伴随症状，询问饮食、睡眠及二便、腹部体征等情况。

④结合中医十问了解目前疾病的情况。

2) 诊疗经过

①是否到医院诊治，是否做过血常规、病毒分离等检查。

②用过何种药物治疗，效果如何。

(2) 相关病史

1) 与该病有关的其他病史：传染病患者接触史、预防接种史、月经史等。

2) 食物、药物过敏史。

2. 患者，男，28岁。突然仆倒，四肢抽搐1小时。

【参考答案】

(1) 现病史

1) 根据主诉了解从发病到就诊前疾病的发生、发展变化、诊治经过及相关的鉴别诊断。

①询问发病时间、起病缓急、病因和诱因。

②了解仆倒、抽搐的持续时间、加重与缓解因素。

③发作前有无眩晕、胸闷,发病时有无吐涎、吼叫、半身不遂、口眼㖞斜等伴随症状,询问饮食、睡眠、二便及体重变化等情况。

④结合中医十问了解目前疾病的情况。

2) 诊疗经过

①是否到医院诊治,是否做过脑电图等检查。

②用过何种药物治疗,效果如何。

(2) 相关病史

1) 与该病有关的其他病史:家族史、发作史、高血压、心脏病、糖尿病、烟酒史等。

2) 食物、药物过敏史。

3. 患者,女,10岁。牙龈出血2周,加重1天。

【参考答案】

（1）现病史

1）根据主诉了解从发病到就诊前疾病的发生、发展变化、诊治经过及相关的鉴别诊断。

①询问发病时间、病因和诱因。

②了解牙龈出血的程度、持续时间、加重与缓解因素。

③是否有全身瘀点、瘀斑、呕血等症状，询问饮食、睡眠、二便及腹部体征等情况。

④结合中医十问了解目前疾病的情况。

2）诊疗经过

①是否到医院诊治，是否做过血常规、骨髓象等检查。

②用过何种药物治疗，效果如何。

（2）相关病史

1）与该病有关的其他病史：上呼吸道感染、自身免疫系统病等。

2）食物、药物过敏史。

4. 患者,男,45岁。关节红肿疼痛1年,加重伴发热1周。

【参考答案】

(1) 现病史

1) 根据主诉了解从发病到就诊前疾病的发生、发展变化、诊治经过及相关的鉴别诊断。

①询问发病时间、病因和诱因。

②了解灼痛的部位、程度、持续时间、加重与缓解因素。

③是否有乏力、体重下降等伴随症状，询问饮食、睡眠及二便等情况。

④结合中医十问了解目前疾病的情况。

2) 诊疗经过

①是否到医院诊治，是否做过 X 线、CT 等检查。

②用过何种药物治疗，效果如何。

(2) 相关病史

1) 与该病有关的其他病史：痛风、滑膜炎等。

2) 食物、药物过敏史。

5. 患者，女，45 岁。反复胃痛 2 个月，遇寒加重。

【参考答案】

（1）现病史

1）根据主诉了解从发病到就诊前疾病的发生、发展变化、诊治经过及相关的鉴别诊断。

①询问发病时间、起病缓急、病因和诱因。

②了解疼痛的性质（刺痛、钝痛、隐痛等）、部位、持续时间、诱发与缓解因素，有无放射痛。

③是否有恶心、呕吐、嗳气、反酸、嘈杂、发热、消瘦等伴随症状，询问饮食、睡眠及二便情况。

④结合中医十问了解目前疾病的情况。

2）诊疗经过

①是否到医院诊治，是否做过钡餐、胃镜等检查。

②用过何种药物治疗，效果如何。

（2）相关病史

（1）与该病有关的其他病史：既往类似发作史、肝炎史、胆囊炎史；家族史等。

（2）药物、食物过敏史。

6. 患者，女，35岁。反复眩晕1年，加重3天。

【参考答案】

(1) 现病史

1) 根据主诉了解从发病到就诊前疾病的发生、发展变化、诊治经过及相关的鉴别诊断。

①询问发病时间、起病缓急、病因和诱因。

②了解眩晕的程度、持续时间、加重与缓解因素。

③是否有头痛、颈项板紧、疲劳、心悸等伴随症状,询问饮食、睡眠、二便等情况。

④结合中医十问了解目前疾病的情况。

2) 诊疗经过

①是否到医院诊治,是否做过血生化、心电图、脑电图等检查。

②用过何种药物治疗,效果如何。

(2) 相关病史

1) 与该病有关的其他病史:高血压、低血糖、脑动脉硬化症、月经史、既往生育史等。

2) 食物、药物过敏史。

7. 患者，男，35 岁。咳嗽，咽痛，咳黄痰 3 天。

【参考答案】

(1) 现病史

1) 根据主诉了解从发病到就诊前疾病的发生、发展变化、诊治经过及相关的鉴别诊断。

①询问发病时间、起病缓急、病因和诱因。
②了解咳嗽的程度、持续时间、加重与缓解因素。
③是否有头痛、发热、乏力、胸闷、腹痛等伴随症状,询问饮食、睡眠及二便情况。
④结合中医十问了解目前疾病的情况。

2) 诊疗经过

①是否到医院诊治,是否做过肺部 X 线、肺功能等检查。
②用过何种药物治疗,效果如何。

(2) 相关病史

1) 与该病有关的其他病史:伤寒、流行性感冒等。
2) 药物、食物过敏史、烟酒史。

8. 患者，女，26岁。咯血、潮热、盗汗1个月。

【参考答案】

(1) 现病史

1) 根据主诉了解从发病到就诊前疾病的发生、发展变化、诊治经过及相关的鉴别诊断。

①询问发病时间、起病缓急、病因和诱因。

②了解咯血、潮热、盗汗的程度、持续时间、加重与缓解因素。

③是否有消瘦、乏力、食欲不振、呼吸困难、胸痛等伴随症状，询问饮食、睡眠、二便及体重变化等情况。

④结合中医十问了解目前疾病的情况。

2) 诊疗经过

①是否到医院诊治，是否做过结核分枝杆菌、胸部 X 线等检查。

②用过何种药物治疗，效果如何。

(2) 相关病史

1) 与该病有关的其他病史：与排菌肺结核患者密切接触史、卡介苗接种史、其他慢性肺部疾病史、月经史、既往生育史。

2) 食物、药物过敏史。

9. 患者,男,28岁。转移性右下腹疼痛2天。

【参考答案】

(1) 现病史

1) 根据主诉了解从发病到就诊前疾病的发生、发展变化、诊治经过及相关的鉴别诊断。

①询问发病时间、起病缓急、病因和诱因。

②了解腹痛的性质、程度、持续时间、加重与缓解因素。

③是否有恶心呕吐、发热、头晕、头痛、乏力等伴随症状,询问饮食、睡眠、二便及腹部体征情况。

④结合中医十问了解目前疾病的情况。

2) 诊疗经过

①是否到医院诊治,是否做过血常规、尿常规、钡灌肠等检查。

②用过何种药物治疗,效果如何。

(2) 相关病史

1) 与该病有关的其他病史:泌尿系结石、胃及十二指肠溃疡、饮食史、烟酒史等。

2) 食物、药物过敏史。

10. 患者，女，30岁。产后3天，寒战高热2小时。

【参考答案】

（1）现病史

1）根据主诉了解从发病到就诊前疾病的发生、发展变化、诊治经过及相关的鉴别诊断。

①询问发病时间、起病缓急、病因和诱因。

②了解发热的性质（稽留热、弛张热、间歇热等）、程度、持续时间、加重与缓解因素。

③是否有头痛、呕吐或昏迷、关节痛等伴随症状，询问饮食、睡眠、二便、腹部体征等情况。

④结合中医十问了解目前疾病的情况。

2）诊疗经过

①是否到医院诊治，是否做过 B 超、CT 等检查。

②用过何种药物治疗，效果如何。

（2）相关病史

1）与该病有关的其他病史：月经史、既往生育史、感染病史等。

2）食物、药物过敏史。

11. 患儿，男，1岁。大便次数增多1天。

【参考答案】

(1) 现病史

1) 根据主诉了解从发病到就诊前疾病的发生、发展变化、诊治经过及相关的鉴别诊断。

①询问发病时间、起病缓急、病因和诱因。

②了解每日大便的性质、次数、加重与缓解因素。

③是否有呕吐、食欲低下、尿少、眼窝凹陷等伴随症状,询问饮食、睡眠及腹部体征情况。

④结合中医十问了解目前疾病的情况。

2) 诊疗经过

①是否到医院诊治,是否做过大便常规、血常规、大便培养等检查。

②用过何种药物治疗,效果如何。

(2) 相关病史

1) 与该病有关的其他病史:过敏性腹泻、肠炎、喂养史、感染病史等。

2) 食物、药物过敏史。

12. 患者,男,40岁。颈肩部疼痛,活动受限1年。

【参考答案】

(1) 现病史

1) 根据主诉了解从发病到就诊前疾病的发生、发展变化、诊治经过及相关的鉴别诊断。

①询问发病时间、起病缓急、病因和诱因。
②了解疼痛的性质（刺痛、酸痛、胀痛）、程度、持续时间、加重与缓解因素。
③是否有头痛、头晕、眼花、耳鸣等伴随症状，询问饮食、睡眠及二便情况。
④结合中医十问了解目前疾病的情况。

2) 诊疗经过

①是否到医院诊治，是否做过 X 线、MRI 等检查。
②用过何种药物治疗，效果如何。

(2) 相关病史

1) 与该病有关的其他病史：肩周炎、颈椎外伤等。
2) 药物、食物过敏史、烟酒史。

第二部分　中医答辩

一、疾病的辨证施治

考查疾病的辨证施治、诊断依据、辨证要点、治疗原则、方药等。本类考题与本部分第二、三、四考题 4 选 1 抽题作答，每题 10 分，共 10 分。

1. 叙述小儿肺炎风热闭肺的症状、治法、方药。

【参考答案】

症状：发热恶风，微有汗出，咳嗽气急，痰多，痰黏稠或黄，口渴咽红，舌红，苔薄白或黄，脉浮数。重证则见高热，咳嗽微喘，气急鼻扇，喉中痰鸣，面赤，便干尿黄，舌红，苔黄，脉滑数，指纹浮紫或紫滞。

治法：辛凉开闭，清肺止咳。

方药：银翘散合麻杏石甘汤加减。

2. 叙述湿疹的中医外科治法。

【参考答案】

(1) 急性湿疹：①初期仅有潮红、丘疹，或少数水疱而无渗液时，外治宜清热利湿，避免刺激，可用苦参、黄柏、地肤子、荆芥等煎汤温洗以清热止痒。或用10%黄柏溶液、炉甘石洗剂外搽。②若水疱糜烂、渗出明显时，外治宜收敛、消炎，促进表皮恢复，可选用黄柏、生地榆、马齿苋、野菊花等煎汤外洗；或10%黄柏溶液、三黄洗剂等外洗、湿敷；或用青黛散麻油调敷。③后期滋水减少时，可选用黄连软膏、青黛膏外搽。

(2) 亚急性湿疹：外治以消炎、止痒、干燥、收敛为治疗原则，可用三黄洗剂、氧化锌油、10%生地榆氧化锌油、2%冰片外搽。

(3) 慢性湿疹：可用青黛膏、5%硫黄软膏、2%冰片等外搽。

3. 叙述不寐心脾两虚证的症状、治法、方药。

【参考答案】

症状：不易入睡，多梦易醒，心悸健忘，神疲食少，伴头晕目眩，四肢倦怠，腹胀便溏，面色少华，舌淡苔薄，脉细无力。

治法：补益心脾，养血安神。

方药：归脾汤加减。

4. 叙述眩晕肝阳上亢证的症状、治法、方药。

【参考答案】

症状：眩晕耳鸣，头胀痛，急躁易怒，失眠多梦，脉弦。或兼面红、目赤、口苦、便秘尿赤，舌红苔黄，脉弦数；或兼腰膝酸软，健忘，遗精，舌红少苔，脉弦而数。甚或眩晕欲仆，泛泛欲呕，头痛如掣，肢麻震颤，语言不利，步履不正。

治法：平肝潜阳，清火息风。

方药：天麻钩藤饮或羚羊角汤加减。

5. 叙述水肿的治疗原则和阴水、阳水的治法。

【参考答案】

水肿的治疗,《素问·汤液醪醴论》提出"开鬼门""洁净府""去菀陈莝"三条基本原则,具体应用视阴阳虚实不同而异。阳水以祛邪为主,应予发汗、利水或攻逐,同时配合清热解毒、理气化湿等法;阴水当以扶正为主,健脾、温肾,同时配以利水、养阴、活血、祛瘀等法。对于虚实夹杂者,则当兼顾,或先攻后补,或攻补兼施。

二、针灸常用腧穴主治

口述题目要求的针灸腧穴主治病证。本类考题与本部分第一、三、四考题 4 选 1 抽题作答,每题 10 分,共 10 分。

1. 回答神门、太冲的主治病证。

【参考答案】

神门：①心痛、心烦、惊悸、怔忡、健忘、失眠、痴呆、癫狂痫等心与神志病证；②胸胁痛。

太冲：①中风、癫狂痫、小儿惊风、头痛、眩晕、耳鸣、目赤肿痛、口㖞、咽痛等肝经风热病证；②月经不调、痛经、经闭、崩漏、带下等妇科病证；③黄疸、胁痛、腹胀、呕逆等肝胃病证；④癃闭，遗尿；⑤下肢痿痹，足跗肿痛。

2. 回答悬钟、膈俞的主治病证。

【参考答案】

悬钟：①痴呆、中风、半身不遂等髓海不足疾患；②颈项强痛，胸胁满痛，下肢痿痹，脚气。

膈俞：①呕吐、呃逆、气喘等上逆之证；②贫血、吐血、便血等血证；③瘾疹、皮肤瘙痒等皮肤病证；④潮热，盗汗。

3. 回答后溪、丰隆的主治病证。

【参考答案】

后溪：①头项强痛、腰背痛、手指及肘臂挛痛等痛证；②耳聋，目赤；③癫狂痫；④疟疾。

丰隆：①头痛、眩晕、癫狂；②咳嗽、痰多等痰饮病证；③下肢痿痹；④腹胀、便秘。

4. 回答足三里、内关的主治病证。

【参考答案】

足三里：①胃痛、呕吐、噎膈、腹胀、腹泻、痢疾、便秘等胃肠病证；②下肢痿痹；③心悸、眩晕、癫狂等神志病；④乳痈、肠痈等外科疾患；⑤虚劳诸证，为强壮保健要穴。

内关：①心痛、胸闷、心动过速或过缓等心系病证；②胃痛、呕吐、呃逆等胃腑病证；③中风，偏瘫，眩晕，偏头痛；④失眠、郁证、癫狂痫等神志病证；⑤肘臂挛痛。

5. 回答阳陵泉、气海的主治病证。

【参考答案】

阳陵泉：①黄疸、胁痛、口苦、呕吐、吞酸等肝胆犯胃病证；②膝肿痛，下肢痿痹，麻木；③小儿惊风。

气海：①虚脱、形体羸瘦、脏气衰惫、乏力等气虚病证；②水谷不化、绕脐疼痛、腹泻、痢疾、便秘等肠腑病证；③小便不利、遗尿等泌尿系病证；④遗精、阳痿、疝气等男科病证；⑤月经不调、痛经、闭经、崩漏、带下、阴挺、产后恶露不止、胞衣不下等妇科病证；⑥保健灸常用穴。

6. 回答大陵、太溪的主治病证。

【参考答案】

大陵:①心痛,心悸,胸胁满痛;②胃痛、呕吐、口臭等胃腑病证;③喜笑悲恐、癫狂痫等神志病证;④臂、手挛痛。

太溪:①头痛、目眩、失眠、健忘、遗精、阳痿等肾虚证;②咽喉肿痛、齿痛、耳鸣、耳聋等阴虚性五官病证;③咳嗽、气喘、咯血、胸痛等肺系疾患;④消渴,小便频数,便秘;⑤月经不调;⑥腰脊痛,下肢厥冷,内踝肿痛。

三、针灸异常情况处理

口述题目要求的针灸异常情况的处理步骤和注意事项。本类考题与本部分第一、二、四考题 4 选 1 抽题作答,每题 10 分,共 10 分。

1. 叙述晕针的处理方式。

【参考答案】
①立即停针、起针。②平卧、宽衣、保暖。③症状轻者静卧休息,给予温开水或糖水,即可恢复。④在上述处理的基础上,可针刺水沟、素髎、内关、涌泉、足三里等穴,或温灸百会、气海、关元等。尤其是艾灸百会,对晕针有较好的疗效,可用艾条于百会穴上悬灸,至知觉恢复,症状消退。⑤经以上处理,仍不省人事,呼吸细微,脉细弱者,要及时配合现代急救处理措施,如人工呼吸等。轻者,经前三个步骤处理即可渐渐恢复;重者,应及时进行后两个步骤。

2. 叙述断针的处理方式。

【参考答案】

(1) 嘱患者不要惊慌乱动,令其保持原有体位,以免针体向肌肉深层陷入。

(2) 根据针体残端位置的不同采用不同的方法将针取出:①若针体残端尚有部分露在体外,可用手或镊子取出;②若残端与皮肤面相平或稍低,尚可见到残端时,可用手向下挤压针孔两旁皮肤,使残端露出体外,再用镊子取出;③若断针残端全部没入皮内,但距离皮下不远,而且断针下还有强硬的组织(如骨骼)时,可由针旁外面向下轻压皮肤,利用该组织将针顶出;④若断针下面为软组织,可将该部肌肉捏住,将断针残端向上托出;⑤断针完全陷没在皮肤之下,无法取出者,应在X线下定位,手术取出;⑥如果断针在重要脏器附近,或患者有不适感觉及功能障碍时,应立即采取外科手术方法处理。

3. 叙述针灸出现血肿的处理方式。

【参考答案】

①微量的皮下出血，局部小块青紫时，一般不必处理，可待其自行消退；②局部肿胀疼痛较剧，青紫面积大而且影响到功能活动时，可先做冷敷止血，再做热敷或在局部轻轻揉按，以促使瘀血消散吸收。

4. 叙述针灸或拔罐引发水泡的处理方式。

【参考答案】

①局部出现小水泡,只要注意不擦破,可任其自然吸收。②如水泡较大,对局部皮肤严格消毒后,可用消毒的三棱针或粗毫针刺破水泡,放出水液,或用无菌的一次性注射器针抽出水液,再涂以烫伤油等,并以纱布包敷,每日更换药膏 1 次,直至结痂。注意不要擦破泡皮。

四、常见急症的针灸治疗

口述题目要求的常见急症的针灸治疗的治法、主穴、配穴等内容。本类考题与本部分第一、二、三考题 4 选 1 抽题作答,每题 10 分,共 10 分。

1. 叙述针灸治疗高热的主穴，热入营血的配穴。

【参考答案】

主穴:大椎、曲池、合谷、十二井穴或十宣穴。

配穴:热入营血配血海、内关。

2. 叙述针灸治疗偏头痛的治法、主穴。

【参考答案】
治法：疏泄肝胆，通经止痛。取手足少阳、足厥阴经穴以及局部穴为主。
主穴：率谷、阿是穴、风池、外关、足临泣、太冲。

3. 叙述针灸治疗呕吐寒证的治法、选穴。

【参考答案】

治法：和胃理气，降逆止呕。取胃的募穴及足阳明、手厥阴经穴为主。

主穴：中脘、胃俞、足三里、内关。

配穴：寒邪客胃配上脘、公孙。

4. 叙述针灸治疗牙痛的主穴，胃火牙痛的配穴。

【参考答案】

主穴:合谷、颊车、下关。

配穴:胃火牙痛配内庭、二间。

5. 叙述针灸治疗晕厥的主穴、配穴。

【参考答案】
主穴：水沟、内关、涌泉。
配穴：虚证配气海、关元，实证配合谷、太冲。

第三部分　西医答辩

考查西医相关疾病的病因、症状、体征、诊断、治疗等方面的内容。每份试卷 1 题，每题 5 分，共 5 分。

1. 叙述支气管哮喘的临床表现。

【参考答案】
（1）症状：①发作性伴有哮鸣音的呼气性呼吸困难或发作性胸闷和咳嗽，严重者被迫采取坐位或呈端坐呼吸，甚至出现发绀、汗出、干咳等；②哮喘症状可在数分钟内发作；③有时顽固性咳嗽可为唯一症状；④在夜间及凌晨发作和加重常是哮喘的特征之一；⑤发作前有鼻痒、喷嚏、流涕、胸闷。

（2）体征：发作时胸部呈过度充气状态，有"三凹征"，肺部有广泛的哮鸣音，呼气音延长。但在轻度哮喘或哮喘严重发作时，哮鸣音可不出现。心率增快、奇脉、胸腹反常运动和发绀常出现在严重哮喘患者中。

2. 叙述急性左心衰的治疗原则。

【参考答案】
①降低左房压和（或）左室充盈压；②增加左室心搏量；③减少循环血量；④减少肺泡内液体渗入，保证气体交换。

3. 叙述心绞痛的分型。

【参考答案】
①稳定型心绞痛（稳定型劳力型心绞痛）。②不稳定型心绞痛：初发劳力型心绞痛、恶化劳力型心绞痛、静息心绞痛、梗死后心绞痛、变异型心绞痛。

4. 叙述心肌梗死的并发症。

【参考答案】
①乳头肌功能不全或断裂；②心室壁瘤；③心肌梗死后综合征；④栓塞；⑤心脏破裂。

5. 叙述肾病综合征的诊断标准。

【参考答案】

①大量蛋白尿（>3.5g/d）；②低蛋白血症（血浆白蛋白≤30g/L）；③明显水肿；④高脂血症。其中①②两项为诊断所必需。同时必须首先除外继发性病因和遗传性疾病才能诊断为原发性肾病综合征，最好能进行肾活检做出病理诊断，另外还要判定有无并发症。

6. 叙述糖尿病胰岛素治疗的适应证。

【参考答案】
①1型糖尿病替代治疗；②糖尿病酮症酸中毒、高渗性非酮症糖尿病昏迷和乳酸性酸中毒伴高血糖；③2型糖尿病口服降糖药治疗无效；④妊娠期糖尿病；⑤糖尿病合并严重并发症；⑥全胰腺切除引起的继发性糖尿病；⑦因伴发病需外科治疗的围手术期。

7. 叙述缺铁性贫血口服铁剂的注意事项。

【参考答案】

口服铁剂要先从小剂量开始,渐达足量。进餐时或饭后吞服,可减少恶心、呕吐、上腹部不适等胃肠道不良反应。口服铁剂有效者 3~4 天后网织红细胞开始升高,1 周后血红蛋白开始上升,一般 2 个月可恢复正常。贫血纠正后仍要继续治疗 3~6 个月以补充体内应有的贮存铁。

8. 叙述颈椎病的诊断要点。

【参考答案】

①有慢性劳损或外伤史,或有颈椎先天性畸形、颈椎退行性病变,多发于40岁以上的中年人、长期低头工作者,往往呈慢性发病;②颈、肩背疼痛,头痛头晕,颈部板硬,上肢麻木;③颈部活动受限,病变颈椎棘突、患侧肩胛骨内上角常有压痛,可摸到条索状硬块,可有上肢肌力减弱和肌肉萎缩;④臂丛牵拉试验阳性,颈椎间孔挤压试验阳性;⑤X线正位摄片显示钩椎关节增生,张口位可有齿状突偏歪;侧位片显示颈椎曲度变直,椎间隙变窄,有骨质增生或钙化;斜位片可见椎间孔变小等改变,CT和MRI检查可进行定性、定位诊断。

第四部分 临床判读

一、心电图

考查西医诊断学中心电图内容。本类考题与本部分第二、三考题 3 选 1 抽题作答,每份试卷 1 题,每题 5 分,共 5 分。

1. 心电图表现如下,做出心电图诊断。

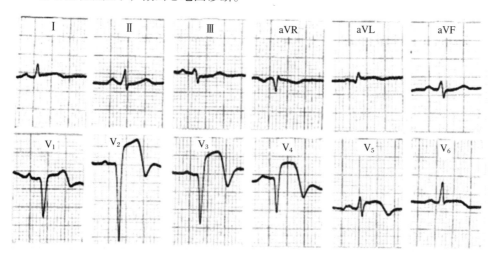

【参考答案】
急性前壁心肌梗死。

2. 心电图表现如下，做出心电图诊断。

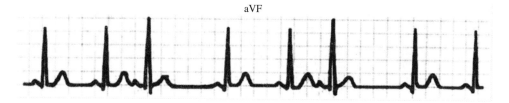

【参考答案】
房性期前收缩。

3. 心电图表现如下,做出心电图诊断。

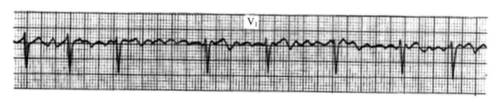

【参考答案】
心房颤动。

4. 心电图表现如下,做出心电图诊断。

V₃

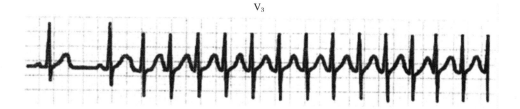

【参考答案】

阵发性室上性心动过速。

5. 心电图表现如下,做出心电图诊断。

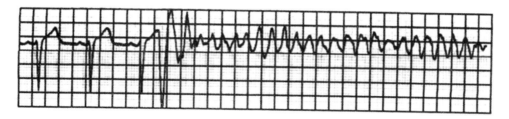

【参考答案】
心室颤动。

二、X 线片

考查西医诊断学中影像学内容。本类考题与本部分第一、三考题 3 选 1 抽题作答,每份试卷 1 题,每题 5 分,共 5 分。

1. X 线片表现如下，做出诊断。

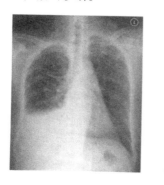
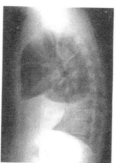

【参考答案】
右侧中等量胸腔积液。

2. X线片表现如下,做出诊断。

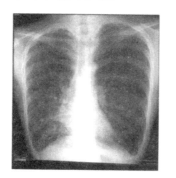
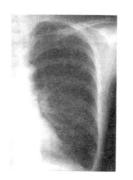

【参考答案】
左侧气胸。

3. X线片表现如下,做出诊断。

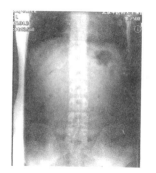

【参考答案】
急性胃肠穿孔。

4. X线片表现如下,做出诊断。

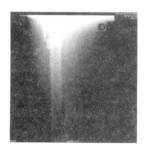
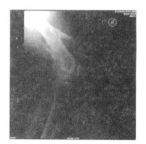

【参考答案】
右股骨远端骨折。

三、实验室检查

考查西医诊断学中实验室检查内容。本类考题与本部分第一、二考题 3 选 1 抽题作答,每份试卷 1 题,每题 5 分,共 5 分。

1. 患者男性，28 岁，红细胞计数 2.8×10^{12}/L。分析其临床意义。

【参考答案】

男性红细胞计数的参考值为 $(4.0 \sim 5.5) \times 10^{12}/L$。因此 $2.8 \times 10^{12}/L$ 提示红细胞计数减少,见于贫血。贫血可分为三类:①红细胞生成减少,见于造血原料不足(如缺铁性贫血、巨幼细胞贫血),造血功能障碍(如再生障碍性贫血、白血病等),慢性系统性疾病(慢性感染、恶性肿瘤、慢性肾病等);②红细胞破坏过多,见于各种溶血性贫血;③失血,如各种失血性贫血。

2. 患者男性，39 岁，血清甲胎蛋白 196μg/L。分析其临床意义。

【参考答案】

甲胎蛋白的参考值：<20μg/L。因此，196μg/L 提示甲胎蛋白升高。见于：①原发性肝癌；②病毒性肝炎、肝硬化；③妊娠；④其他，如生殖腺胚胎性肿瘤、胃癌、胰腺癌等。

3. 患者男性，50岁，丙氨酸氨基转移酶145U/L。分析其临床意义。

【参考答案】

ALT 的参考值:10~40U/L。145U/L 提示 ALT 升高。见于:①肝脏疾病:急性病毒性肝炎;慢性病毒性肝炎;肝内、外胆汁淤积;酒精性肝病、药物性肝炎、脂肪肝、肝癌等。②其他疾病:骨骼肌疾病、肺梗死、肾梗死等。

4. 分析尿酸增高的临床意义。

【参考答案】

尿酸增高见于：①尿酸排泄障碍，如急慢性肾炎、肾结石、尿道梗阻等。②尿酸生成增加，见于痛风、慢性白血病、多发性骨髓瘤等。③进食高嘌呤饮食过多。④药物影响如吡嗪酰胺等。

5. 患者女性，50岁，空腹血糖8.9mmol/L。分析其临床意义。

【参考答案】

空腹血糖的参考值：3.9~6.1mmol/L。因此空腹血糖8.9mmol/L提示病理性血糖增高。见于：①各型糖尿病；②其他内分泌疾病，如甲状腺功能亢进症、嗜铬细胞瘤、肾上腺皮质功能亢进等；③应激性高血糖，如颅内高压、颅脑外伤、中枢神经系统感染、心肌梗死等；④药物影响，如噻嗪类利尿剂、口服避孕药、泼尼松等；⑤肝脏和胰腺疾病，如严重肝病、重症胰腺炎、胰腺癌等；⑥其他，如高热、呕吐、腹泻等。